腸内フローラが生み出す究極の健康物質
「醍醐（第五段階発酵物質）」とは？

田中保郎・著

まえがき

「腸こそが、人間の心と体を支える「根っこ」である」

これが、50年近くに渡って臨床医として過ごし、そのうちここ10年あまりを東洋医学医師として過ごしてきた私なりの結論です。

腸こそ、まさしく植物における「根っこ」であり、そこが根腐れを起こしたら、花も茎も葉っぱも、人間で言えば全身はおろか心まで、みんなだめになってしまう、と。

ただ、体はともかく、心までが腸によってコントロールされている、などと話すと、ほんの数年前までは、「変わり者」扱いされたものです。さらに決まって言われたのが、「なにいってんの。心を支配しているのは脳に決まってるじゃないか」

おかげさまで、ようやく最近になって、腸の重要性を多くの皆さんに理解していただけるようになりました。

「腸が第二の脳じゃなくて、脳が第二の腸なんです」

そんな話をしてもうなずいてくれる方が、年々増えている気がします。テレビの影響も大きいのかもしれません。ＣＭでは盛んに「腸にいい」薬や飲み物の宣伝をしておりますし、健康番組でも腸の特集はとても多くなっています。

人の心に安らぎと生きがいを与える神経伝達物質・セロトニンのほとんどが腸で生産され、それが欠乏するとうつ病などの「心の病」が生じてしまう話は、世の中にすっかり浸透しました。

また、腸が体全体の免疫力の中心を担っていて、腸が元気であればこそ、外から入ってくる有害な病原菌やウィルスなどを守れる話も、知られるようになっています。

昔は、腸といえば、ただ食べ物の栄養を吸収して、ウンチを作るだけの場所と思われていたのに、驚くべき変わりようです。

10年以上前から、腸の働きの偉大さを訴え続けてきた私としては、とても嬉しい限りです。

しかし、今でも、私はまだ、腸には、人が知らないもっとすごい働きが隠されているのではないかと思います。

東洋医学医師として、「腹診」、いわばお腹を診ることで患者さんの症状を知り、漢方薬で治療を行っている私にとって、腸は驚くほど奥深いものです。

漢方薬によって腸を整えることで、お腹の病気のみならず、うつやパニック障害、拒食症といった心の病、アルツハイマー、パーキンソン症候群に至るまで、私は治療し、現に症状が改善された患者さんをたくさん見ています。

引きこもりで家庭内暴力をふるっていた少年ですら、腸を整えたら、ちゃんと学校に行けるようになったくらいです。

なぜそうなるのかは、科学的にも完全に解明されてはいません。

わかっているのは、腸には、体と心をコントロールする、底知れないパワーがあるということです。

そして、その腸の働きを最も活性化させる食品として、ずっと注目されてきたのが「発酵食品」です。

テレビの健康番組でも、盛んに出てきますね。ヨーグルトやチーズ、和食でいえば納豆や味噌などの、発酵によって生まれた食べ物がとても腸と相性がいいという話題が。

この本では、いったいなぜ両者の相性がいいのかについても、語っていきましょう。

さらに、発酵によって生まれる物質の中でも、「究極」といわれる発酵段階に達した「醍醐」と呼ばれるものについて話を進めていきたいと思っています。

かつて、「これさえあればどんな病気でも治らないものはない」とまで言われていた「醍醐」とは、いったい何なのか？　本当にそれほどの効能があるのか？

実は私自身にとっても、「醍醐」は、ずっと実体のわからない「幻の発酵物質」だったのです。

いや、今でもとても「わかった」とはいえません。

ただいえるのは、どうやらそれらしきものはあるらしい、ということなのです。

＊目次

第一章　「腸内フローラ」と「基底顆粒細胞」の役割と、発酵食品との相性

腸内フローラって、そもそも何？

腸を語る上で欠かせないものがあります。「腸内フローラ」です。

ほんの数年前までは、ほとんどの方が、そんな言葉があるのもご存知なかったのが、最近、テレビの健康番組や健康雑誌に盛んにとりあげられるようになったおかげで、すっかり有名になってしまったようです。

ただ、言葉だけは浸透したものの、まだまだどんなものなのか、おわかりでない方も少なくない。先日も、ある新患の患者さんから、

「病気によく効く腸内フローラという薬があるそうですが、ぜひ処方してください」

と頼まれ、弱ってしまいました。

腸内細菌は、皆さん、よくご存知ですよね？　ビフィズス菌や乳酸菌など、体にいい「善玉菌」、体に害を及ぼす「悪玉菌」などは、テレビＣＭなどにもよく登場します。

それらは、腸の壁にびっしりと張り付き、数もまさしく天文学的で、数えきれないほどなのです。かつては、人一人につき100兆個くらいで、種類も100種類くらいか、といわれていたものですが、研究が進むにつれ、どんどん新しい菌が発見されて、今で

は少なくとも300種類以上、数も千兆個以上はあるのでは、との見方が有力になっています。

要するに、その実体は完全に解明されてはいません。

まさしく研究途上の分野なのです。

その腸内細菌たちが、腸の中では、まるでお花畑（フローラ）のように固まったグループを作っているところから、その固まりが「腸内フローラ」と呼ばれているのです。別名として、「腸内細菌の叢（くさむら）」だからと、「腸内細菌叢（そう）」と呼ばれたりもします。

腸内細菌一つ一つを一人の人間にたとえると、腸内フローラは「村」か「町」といったところでしょうか。

腸内細菌全体の重さは、成人ならば一人につき1キロ以上。肝臓や脳の重さにも匹敵するくらいです。けっこう重たい。

残念ながら、腸内フローラは薬ではありません。しかし、彼らは腸の中で、ものすごく多彩な役割を果たしているのです。

まえがきにも書いた免疫力のアップにも、セロトニンなどを生産して「心の病」を防ぐところには、腸内フローラは重要な働きをしています。それどころか、老化防止、糖尿病や脳内疾患、心筋梗塞、はてはがんの予防にまで関わっているらしいのです。

ただし、勘違いしないでください。

腸内フローラは決して、私たちの「体の一部」ではありません。簡単にいえば、人間が「大家さん」なら、腸内フローラは「店子」。「大家さん」が住まいを提供するかわりに、「店子」は、家賃の代わりに「大家さん」の健康を維持するために働いてくれているわけです。

つまり、私たちの体の中に、何千兆ともつかない極小の「異生物」が存在しているのですね。想像すると、ちょっと気味が悪いかもしれませんが、彼らはずっと昔から、私たちと一緒に生きている「共生者」たちなのです。

そもそも細菌たちは、人間よりもずっと早く、何十億年も前から地球上にいました。

やがて、生物が進化していく過程で、ヒトデやヒドラのように内臓といっても腸管しかないような生物が登場した時にも、しっかりその腸の中に居場所を見つけ、「共生者」になってしまいました。

口と肛門との区別もない、原始的な腸管だけの生物から、やがて進化が進む過程で脳や内臓を持つ生物に変化していくのですが、その年月の間も、「共生者」たちは、一貫して「大家さん」の体の中に住み続けます。

腸は発酵を進める「ぬか床」　その大事な働き手が腸内フローラ

私が長年、ずっと言い続けていたことがあります。

それは、ちょうど腸とは「ぬか床」のようなものだ、とのたとえです。

ご存知ですよね、「ぬか床」。昔はどの家庭にもありました。キュウリやカブ、ナスなどの野菜を漬けて発酵させて「ぬか漬け」を作って、長く保存できるようにするとともに、独特のおいしさを作ってくれるものです。

微生物が、様々な有機物を分解し、変化をさせて、新たな物質を生み出してくれる「発酵」。まったく、これこそが、人間に素晴らしい恵みを与えてくれるのです。酵母菌が糖分をアルコールと二酸化炭素にするアルコール発酵で生まれるのがお酒ですし、麹菌によって糖質を乳酸発酵して生まれたものとして、味噌など、たくさんの食品があります。

つまりそれらが発酵食品なのですね。発酵によって、長期保存もできるし、味もおいしくなって、その上、後でも触れますが、体にいい成分がたくさん作り出されます。酵母菌や麹菌は、もちろん「細菌」の一種です。ですが、いわゆる病原菌とは違い、人の役に立つ、ありがたい菌なのです。「ぬか床」でもまた、乳酸菌が糖を分解して乳酸発酵が行われています。その発酵がうまくいけば、健康にもよくておいしい漬物が出来るわけです。

実は、腸の中でも、同じように、そこに棲みつく腸内細菌たちが発酵を行っています。体の中に入ってくる食べ物のうち、消化酵素で分解できない食物繊維やたんぱく質、糖などを分解して、体や心を健やかにしてくれる物質に変えてくれるのです。

要するに、腸内で発酵の役目を担っているのが腸内フローラなのですね。

さて、ここで、最近は頻繁にマスコミにも登場する「善玉菌」「悪玉菌」という言葉を使わせてもらいます。

乳酸菌、ビフィズス菌といった、人を健康にしてくれる物質が「善玉菌」、ウェルシュ菌、大腸菌など、増えすぎると人の健康を損なう危険があるのが「悪玉菌」、そのどちらともいえないのが「日和見菌」。腸内細菌にはこの三種類がある、とされています。

ただ、私としては、どうもこのネーミングには抵抗があるのですね。

「悪玉菌」と名前が付くと、すべてが悪く、排除しなくてはいけないもの、と錯覚されかねません。しかし、現に悪玉菌と分類されるものの中にも、善玉菌だけでは処理しきれない病原菌を彼らが処理してくれている場合もあるし、悪玉菌が作り出した物質が善玉菌のエサとなっていることもあります。

こちらも持ちつ持たれつ。悪玉菌をすべてなくしてしまえば腸という「ぬか床」が、おいしいぬか漬けを作ってくれるわけではありません。

あくまでバランスなのです。理想的には、悪玉菌は腸内フローラ全体の1割くらいまでに抑えられて、善玉菌が2～3割、それ以外が日和見菌、といった程度がちょうどいいとされています。

「善玉菌」の代表ともいえる乳酸菌は、特定の菌の名前というより、糖を分解して乳酸を作り出す菌類全体の総称といっていいでしょう。

腸内では、この乳酸をたくさん作り出すことで内部を酸性に保って悪玉菌の増殖を防ぎ、便秘や下痢の改善とともに免疫力をアップしてくれます。

ビフィズス菌も、乳酸菌の一種として分類されることもありますが、一応、乳酸菌が広く自然界の中に分布しているのに対し、ビフィスス菌は主に人や動物の腸の中に棲みついている特徴もあるので、分けて考えたいと思います。

このビフィズス菌は、乳酸、酢酸などを生成して、やはり悪玉菌の増殖を防いで、腸内環境のバランスを整えてくれます。エネルギーを作り、体の代謝を良くしてくれるビタミンB群も作り出してくれるのですね。

乳酸菌、ビフィズス菌などの善玉菌が優位の状態にあれば、腸は正常な発酵によって、体に役立つ物質を作り続けてくれますし、悪玉菌も大人しくしています。

暴飲暴食などで腸内環境が乱れた時、悪玉菌の増殖が起きて、彼らが暴れだすのです。

腸内フローラの驚くべき働き

腸内フローラが担う役割をもう少し詳しくみていきましょう。

最も主要なものの一つが免疫機能です。外部から侵入してくる病原菌やウィルス、それにがん細胞のような、体内で自然発生的に生まれるものを発見し、攻撃して、健康な状態を維持するものです。

もともと骨髄や脾臓などが、免疫にかかわる器官として注目されていましたが、実は最大の免疫器官こそが、腸を中心とした「腸管」であって、ウィルスなどを攻撃するリンパ球などの多くが腸管で作られているのです。

これは、腸管免疫系と呼ばれています。

腸管に入り込んだ病原菌などは、この腸管免疫系の攻撃を受けるわけですが、それを刺激し、免疫力を高める働きを持っているのが腸内フローラの中にある乳酸菌などの善玉菌なのです。

つまり、外から悪いものが侵入してくるのを防ぐ「ガードマン」。

と同時に、体全体のバランスを整えて、自分の力で病気やケガの傷を治してしまう「自然治癒力」にも、腸内フローラは深く関わっています。

たとえば、糖分や脂質の代謝を盛んにし、体の中の余分なコレステロールや中性脂肪などを貯めないようにする働きを持っているのですね。だからこそ、腸内フローラが元気なら、糖尿病や肥満になりにくくなるわけです。

健康な腸内フローラがダイエットにもつながる、とは、それゆえなのです。

腸のぜん動運動の活性化、つまりスムーズに便が腸を動いて、排出しやすくすることにも、腸内フローラは手助けをしています。まったく「便秘」ほど、体と心を不健康にするものはありません。悪玉菌が増殖して、肌荒れや内臓の疾患を誘発するだけでなく、心にまで悪影響を及ぼします。

前にも書いた、私が診た、登校拒否で家庭内暴力をふるっていた少年は、漢方薬で便秘の症状を止めた途端、家庭内暴力が完全になくなったくらいです。どれほど便秘を原因にした心身のバランスの崩れが根深いかの一例でしょう。

また腸内フローラには、ビタミンB群やセロトニンのような、内臓や脳の機能を強化する、たくさんの物質を生み出す仕事にも関与しています。骨粗しょう症や動脈硬化を予防してくれるビタミンKなどは、人間の体本体では作れずに、腸内フローラに生産を任せているくらい。

アンチエイジングにも、美容にも、密接な関わりを持っている理由がわかるでしょう。それに心筋梗塞，脳梗塞でさえ、彼らの力を強化すれば、ある程度予防できるのです。

とにかく、彼らほどの「働き者」はいないのです。

「心の病」も腸を整えれば改善

思わぬ病気まで、腸内フローラを整えることで改善するのを、私は現実に体験しました。

便秘治療で家庭内暴力が治ったような事例がしばしば起きるのです。ことに、通常は「心の病」として、脳の方に注目が行ってしまいそうな患者さんに対して。

「うつ」の治療なども、漢方薬を用いて腸内環境を整えるだけで、飛躍的によくなっていった例がたくさんありますし、「不眠」も腸を整えることで、飛躍的に改善した例がとても多い。

だいたい私は、「心の病」というと精神科に通い、「うつ」なら「抗うつ剤」、「不眠」なら「睡眠薬」を処方する、という治療法については、ずっと疑問に思っていたのです。

そもそも「心」っていったいどこにあると思います？

ずっと日本では、「心」は「精神」と同義語で、脳にあるもの、と考えられてきました。でも、本当にそうなのでしょうか。まえがきでも書いた通り、近年の研究でも、「うつ」になる原因の最大のものとして、ほとんどが腸管で作られるセロトニンやドーパミンの欠乏があげられるようになりました。そこから私は、「心」とは、脳ではなく、腸を中心とした体全体に宿るもの、と考えるようになっています。

その点で、「抗うつ剤」も、「睡眠薬」も、結局は脳に効くだけで、「心」全体には働かないのではないか？　たとえば睡眠薬は、所詮は脳を一時的に休めるだけで、「不眠」という体質そのものを改善するためには、まず腸を整え、腸内フローラを善玉菌優位の体質に変えていくことの方が大切なのではないか、と思っています。

私自身の臨床体験として、アルツハイマー、パーキンソン症候群の患者さんでさえ、腸環境を整えたら、症状が改善された方が少なくありません。

以前から、アルツハイマーについては、脳の委縮をはじめとして、要因は脳の方ばかりにむいていました。しかし、セロトニンの件でもわかるように、腸と脳とが密接な関係でつながっているのが解明されつつあります。そこで、腸の状態が不安定になって脳にストレスを与え、それが脳の血行不良などに発展して脳萎縮に向かうのではないか、と語る専門家もいます。

パーキンソン症候群にしても、大きな原因として、脳のドーパミン不足があげられており、こちらも最大の製造元は腸なのです。

私も、診療でこうした病気の患者さんのお腹に触れる際、ほぼ決まって、お腹のどこかに異常がみられるのを実感しています。とても冷たかったり、固かったり、触ると非常にくすぐったがったり。

腸環境が悪くなっているのです。腸内フローラを整え、善玉菌優位にすることで、これらの症状は改善しうるのです。

私の診た患者さんの中でも、最初はご主人に手を引かれながらでなくては歩くこともできなかったパーキンソン症候群の女性が、腸を整えることで、自分ひとりで坂道の上り坂を歩けるようになった事例がありました。

基底顆粒細胞

腸内フローラとともに、私はずっと基底顆粒細胞というものの働きにも注目していました。

食べ物が口に入っていくと、唾液の中に含まれるアミラーゼという消化酵素でデンプンなどがまず分解されて、やがて胃、十二指腸、小腸、大腸と行く中で、それぞれ出す消化酵素で少しずつ分解され、体内に吸収されて行きます。

では、その、食べ物がここを通過しましたよ、という情報はどこが受けているのでしょうか？

実は、舌においては、「味蕾（みらい）」と呼ばれる細胞があって、その情報はここが受けているのです。

また、その味蕾の構造は、細胞の先端にはブラシのような微細の毛があって、細胞の底の部分には人体のバランスを保つホルモンが入った顆粒があるんですね。で、この先端の毛が外部からの情報を受けるアンテナであって、その受けた情報をもとにホルモンを放出して、傾きかけた体のバランスを整えていくのです。

　この細胞が、基底顆粒細胞なのです。

　もちろん、舌にだけあるのではありません。体のあちこちにあって、肺ならば、その基底顆粒細胞が、吸い込んだ炭酸ガスの濃度をチェックするし、皮膚の基底顆粒細胞ならば、好意を持った人に触られれば「快適」のホルモンを、嫌いな人なら「不快」のホルモンを分泌したりもします。

　いわば、体全体に張り巡らされた情報機関であり、しかも情報を受けるだけでなく、よくないところを見つけたら修復できる機能も持つもの、なのです。


　腸にだって、この基底顆粒細胞はあります。それどころか、最近の研究によって、とても重要な働きをしているのがわかりつつあります。

　たとえば、昔から脳下垂体から出るホルモンの障害で起きるとみられていた不妊症に関しては、それと同じホルモンが腸の基底顆粒細胞からも出ていて、腸環境を良くすれば不妊症は改善しうるらしいこともわかってきたのです。ニューロテンシンをはじめとした、脳に存在するホルモンが、腸の基底顆粒細胞から放出されているのも明らかになっています。

でも、と多くの皆さんは疑問を持つかもしれません。「人間の体の情報機関といったら、まず思い浮かべるのは神経だろう」と。

はい、確かに脳からの指令は神経によって全身に伝わります。ですが、また別に、腸の基底顆粒細胞からはホルモンで伝わるのです。しかも神経は電話でいえば有線。ホルモンは携帯電話。スピードと便利さでいえば、ホルモンの方が高性能なのです。

どうも、今までの医学は脳と神経の働きを過大にとらえ過ぎて、それ以外、ことに腸と基底顆粒細胞を軽視し過ぎてしまったきらいがあります。

かつて、私は臓器移植手術の中で、ずっと疑問に感じていたことがありました。人間の体の中の神経はあまりに複雑に入り組んでいるのに、なんでそれらを移植の際、うまくつなぎ合わせられるのだろう、と。

それで、ある時、実際に手術を執刀した医師に疑問をぶつけたのです。彼の答えはこうでした。

「そんな、いちいち神経を全部つなぎ合わせたりはできないよ」

ということは、たとえ神経がうまく働かなくても、それをカバーしうる、別の情報機関があるのですね。私は、基底顆粒細胞こそが、それにあたると考えています。

西洋医学は、「病名」にこだわる医学です。ですから、基底顆粒細胞のように、特にどの病気の発症を防いでくれる、などとはっきりした対象のないものについては、とかく軽視しがちです。

それは、ずっと語ってきた腸内フローラについてもいえるかもしれません。最近でこそ、その働きは認められたとはいえ、ただ、食べ物の消化、吸収に役立っている、とだけ思われていた当時は、さしたる注目を浴びていませんでした。

その点で、個々の病気を治すのではなく、病気にならない体質作りに比重を置く東洋医学の方が、より早く、腸内フローラと基底顆粒細胞の重要性に気が付いていたともいえます。

とはいえ、さすがの西洋医学でも、研究を経て、腸の奥深さを知るにつれ、ようやくそれらを無視や軽視はできない状況になりつつあるようです。

なぜ発酵食品は腸と相性がいいのか？

「発酵食品は、腸を元気にする食べ物だ」

これは、誰もが知っている常識です。

でも、じゃあなぜ元気にしてくれるのか？　とさらに聞かれたら、なかなか答えられる方はいないのではないでしょうか。

だいたい、「発酵」ということ自体、いったいどんな現象なのか、そこからまず始めてみましょう。

発酵とは、細菌やカビなどの微生物が、自分自身が生き残っていくのに必要なエネルギーを得るために、有機物を分解して乳酸や、いろいろな有機酸、アルコール、炭酸ガスなどを生成することです。

この生成された物質の力で発酵食品が生まれるのですね。

ちなみに、この「発酵」に非常によく似たものとして、微生物によって有機物を分解する「腐敗」があります。この両者の違いがどこにあるかとなるととても微妙であって、大まかにいえば、発酵食品が誕生するように人の役に立つ場合が「発酵」、かえって人の役に立たなくなるような変化をすれば「腐敗」でしょう。虫を「益虫」「害虫」とわけるのと同じで、つまりは人間の都合です。

日本なら納豆や味噌、韓国のキムチ、ヨーロッパならヨーグルト、チーズと、すぐ浮かんでくる代表的な発酵食品がありますが、世界各国にそれぞれその土地特有の発酵食品があります。ただ、そこで共通しているのは、出来上がる過程で、必ずカビ、酵母、細菌などの微生物の働きが欠かせない、という点ですね。

代表的なものといえば、やはり糖質を分解して乳酸を生成する乳酸菌でしょう。これはもう、ヨーグルトでも漬物でも使われる発酵菌の代表です。

酢酸菌はエタノールを酸化させて酢を作ってくれますし、麹菌はでんぷん、たんぱく質を分解する酵素を作るから味噌、醤油作りに欠かせません。糖をエタノールに変える酵母菌がなくては、アルコールも生まれないからお酒はできませんし、酵母菌の一種であるイースト菌などによってパンも作られます。

さて、では、なぜこの発酵食品が腸の元気を生み出すのでしょうか？

要因はいくつかあるにせよ、第一として発酵食品が、より多くの善玉菌を作り出して、腸内環境を善玉菌優位の、健康な状態にしてくれるのに注目したいですね。

たとえば漬物にしてもヨーグルトにしても、発酵する途中の過程で大量に乳酸菌が増殖します。それが腸にあっては善玉菌のエサになって、彼らが増えていくのです。

しかも漬物の場合、素材はだいたい野菜です。この野菜に含まれる食物繊維がまた善玉菌のエサになって、増殖を助けてくれるのです。たんぱく質や糖分などが、食べたら小腸までで吸収されてしまうのに対して、食物繊維は消化されないまま大腸まで到達するために、大腸にいる腸内フローラにとっては、とてもありがたいものなのですね。

もしもエサがうまく食べられずに、乳酸菌ばかりか、腸内細菌全体の数が減ってしまったら、どうなるでしょう?

腸の活動は確実に弱まり、下痢や便秘などの症状はもちろん、免疫力も下がるし、セロトニン不足で「心の病」にかかる確率も増え、心身のバランスはどんどん悪くなっていきます。いいことなんてありません。

ところが現代人は、なぜかこの細菌を減らすようなことばかりに力を入れているのですから、とても不思議です。

たとえば病院で処方される抗生物質。確かに体に害を与えそうな細菌をまず叩いて殺す、救急の患者さんにとって、これほどありがたいものはありません。ケガをした傷の化膿止めのように、入り込もうとする病原菌をシャットアウトしたり、細菌の二次感染を防ぐのにはとても有効です。

でも、それほど緊急性のない場合にも抗生物質を多用し過ぎるのは考えものです。何しろ病原菌だけでなく、善玉菌まで含めて、菌を一まとめにして殺してしまうのですから。

食品の中に含まれる防腐剤などの食品添加物も、よくありません。腐敗を防止して、薬で食品を長期保存しようとすれば、つまりは細菌を殺すのですから。

やたらと清潔を求め、「殺菌商品」が乱立する、今の社会の風潮も問題ありです。子供なんて、本来は外で泥んこになって遊んで、いろんな雑菌と親しんでいくうちに体の中の菌も豊富になり、少しぐらいの病原菌が入ってきても、あっさり撃退出来る強さを備えていくものですよね。私たちの子供時代は、もちろんそうでした。土の上に落ちた食べ物でも平気で食べて、お腹を壊すなんてありえませんでした。

今の子供たちは、確実に腸内細菌が減っています。当たり前です。親が率先して、一生懸命清潔を維持しようとして、雑菌に触れさせないのですから。

おかげで、神経質でアレルギー体質の子供たちがどんどん増えてしまっている。

発酵食品は、そんな減少気味の現代人の腸内細菌を増やしてくれるのです。

発酵食品の比率が下がっている⁉

言い換えるなら、もともと体の中に存在する腸という「ぬか床」の発酵活動がさらにスムーズに進ませるための「助っ人」の役目を、発酵食品の中に含まれる乳酸菌などの菌類が果たしているわけです。

だからこそ、発酵食品を食べれば、腸の消化、吸収も進み、「ぬか床」の中で作られた酵素や成分もしっかり体内のバランスを整えるために活用されていくのです。

腸の基底顆粒細胞もまた、腸の「ぬか床」の動きが活発になればなるほど、それに比例して、活性化していきます。基底顆粒細胞が分泌するホルモンも、腸内環境がよくないと、うまく全身に行きわたりません。

腸内フローラを強化し、基底顆粒細胞にもいい影響を与えるのなら、みんな積極的に発酵食品を食べればいいじゃないか、と考えて当然です。

しかし、弱ったことに、現代日本にあっては、食事における発酵食品の比率は、昔に比べてだいぶ下がっているのです。

最大の要因は食事の欧米化です。

日本人の肉の摂取量は戦前と比較して20倍以上になっているともいわれ、食卓の上のメニューは劇的な変化を遂げました。そして、肉に含まれる動物性たんぱく質や脂質が、腸では悪玉菌のエサになる、といわれてもいます。

肉の食べ過ぎが腸内環境を悪化させるというわけですね。

もっと極端なのが、若者たちが好むハンバーガーやフライドチキンといった、脂肪分たっぷりのファストフード。悪玉菌が最も喜ぶ食べ物、とされています。

私は、これらの食べ物をいちがいに「悪」と断罪する気はありません。肉は良質のたんぱく質やビタミンをたっぷりと含んだ栄養豊富な食べ物です。ファストフードも、毎日それればっかかり食べるのならともかく、週に一回くらいならば、別にさほど問題はありません。

「健康のためにファーストフードは食べない」「ダイエットのためにハンバーガーは食べない」と、自分でルールを作って、その中でがんじがらめになってストレスをため込むより、食べて「おいしい」と感じる方が、よほど健康にいいでしょう。

肉食は否定しません。ただ、肉食が増えた分、せっかくの自然の恵みともいえる発酵食品をあまり食べなくなったとしたら、とても残念なのです。


とはいえ、発酵食品も、実に多種多彩です。ちょっと世界中を眺めてみるだけで、おいしそうなものから、「そんなもの、おいしいの？」と首をかしげそうなものまであります。

世界一臭い食べ物として知られる、スウェーデンの「シュールストレミング」などは、ニシンの塩漬けをもとにした発酵食品ですが、日本人で、あれを平気で食べられる人はそう多くはないでしょう。また一方で、日本の代表的な発酵食品のひとつ・くさやが大好物、という外国人も、ほとんどいないと思います。

発酵食品と一くくりにしても、素材や風土が変われば、発酵させる微生物も変わってきます。ある土地に暮らす人たちにとっては、やはりその土地にある微生物で作り出された物質には耐性があって、そうではないものについては耐性があまりありません。

海外旅行に行くと、しばしば下痢で悩まされたりするのは、その土地の食べ物が合わないというより、含まれている菌が合わないケースが多いのです。

その意味で、腸にいい発酵食品の代名詞のようになっているヨーグルトが、果たして日本人全体に向いた食べ物かどうかには、疑問があります。

昔から乳製品をたんぱく源にしていた欧米人と違って、牛乳を分解する酵素が体質的に少ない日本人は確かにヨーグルトをうまく吸収できる能力は低い。

とはいえ、牛乳を飲むと吐き気や下痢をするような「乳糖不耐症」の人でも、すでに発酵によって乳糖が一部分解されているヨーグルトならば平気、という方もいます。

ですから、これもあくまで確率的なものなのですが、私としては、日本に生まれ育った日本人なら、「日本の発酵食品」を食べた方がいいのではないか、と考えています。

納豆、味噌、醤油、漬物をはじめ、日本ほど腸にいい発酵食品が豊富にあって、しかもおいしい土地はありませんし。

ヨーグルトを食べるな、といっているわけではありませんよ。そちらの方が合う方だってたぶんいるでしょう。あくまで日本人なら、納豆や味噌などに含まれる微生物の方が、お馴染みだし、体に合う確率が高いのではないか、というだけです。

私に関していえば、ヨーグルトより納豆や味噌の方が好きです。

ただ、誤解しないでください。発酵食品ばかり食べていればいいのではありません。肉も野菜も入ったバランスのいい食事の中で、たっぷりと発酵食品も取り入れたらいいのです。

今、はやりの塩麹に肉を漬けて、肉を柔らかく、おいしくして食べるなど、発酵食品の利用法も、どんどん広がっています。

蔓延する「速成発酵食品」

腸のため、健康のためにいいことづくめのような印象のある発酵食品。

テレビの健康番組を見ていても、その効能が盛んにいわれておりますし、発酵食品に含まれる乳酸菌がどれだけ体にいいのかは、テレビＣＭでもしばしばうたわれています。

ところが、そんな「発酵食品＝健康にいい」イメージがあまりに浸透してしまったために、困った弊害も起きています。

それは、客観的にみて、これはちゃんと発酵しているとはいえないのじゃないか、と思えるものまで、「発酵食品」として売られていることです。

本来、発酵には、ある程度の時間がかかるのはやむをえません。微生物は、人間の都合ではなかなか働いてくれませんし。腐敗に向かう心配もありますし、温度管理や適度な撹拌など、細心の品質管理も欠かせません。

製造にはとても手間と時間がかかるものなのです。

とはいえ、メーカーとしては、利益をだすために出来るだけ短期間に大量生産しようとします。

そのために、「速成醸造法」などというものまで生まれているのです。

味噌を例にとるなら、しっかり発酵熟成させようとすれば、できれば1年くらいは寝かせたいものです。

が、近年、スーパーなどに並ぶ味噌には、長くて2〜3か月、場合によっては1〜

２週間で熟成をすませてしまい、熟成が足りない分は化学調味料や食品添加物で補うものが少なくないようです。

この「速成醸造法」で作られた味噌は、本当なら発酵が続けられているはずの状態を止めるために麹の活動をストップさせてしまいますし、発酵し続ければ変化するはずの色を、着色料によって一定にしてしまったりもしています。

果たしてこれを発酵食品と呼んでいいものでしょうか。

漬物にしても、よく同じような加工がされてます。

乳酸発酵が進んでいくのを待っていたら、時間ばかりかかって、なかなか採算があわない。ならばと、代わりに化学調味料を加えて、いかにも漬物っぽい味付けにして売ってしまうのです。

働くべき微生物が働いていないわけです。

その上、「健康のためには減塩を」と叫ばれている風潮の中で、雑菌の増殖を抑えてくれるはずの塩分も、あまりたくさんは使えません。

つまり、放っておくと腐敗しやすい。それを防止するためにまた添加物を使う。見た目もうまく漬物っぽくするために着色料も使う。

まったく、コテコテの厚化粧を施して、素材の不完全さを補おうとしているのです。

塩分の取り過ぎが体に悪い、といったって、化学的に合成されたものではない自然の塩なら、体にそれほど悪影響は与えません。第一、食品を塩漬けして長期保存するのは、昔から誰もがやってきた生活の知恵なのです。

かえって、大量の食品添加物を使った食品の方が、ずっと体、特に腸に悪影響を与えるでしょう。

安いし、手軽だし、そうした商品を買うのがいけない、とはいいません。ですが、「本当の発酵食品」とは、いえませんから、ご注意を。

第二章　幻の発酵物質「醍醐」とは？

「大般涅槃経」における「醍醐」

発酵食品が腸内フローラと基底顆粒細胞を強化し、腸環境を整えてくれるのは、前の章でおわかりいただいたことと思います。そして、腸内フローラの善玉菌と悪玉菌のバランスが保たれていれば、体も心も健康でいられることも。

そんな発酵食品の中でも、特に発酵段階が進み、万病に効果を表す、とされている食べ物が実はあったらしいのです。なぜ「あった」と過去形で書くかといえば、その食品はいわば「伝説」のものであって、その製法はおろか、どんなものであったかも諸説あり、はっきりとは現代に伝わっていないためなのです。

さ、ここでやっと、この本のタイトルにもなった言葉が登場します。

それが、「醍醐」です。

この「醍醐」なる食べ物について触れられているのが、今から2千年近く前に成立した仏教の経典の一つである「大般涅槃経」です。

「大般涅槃経」は、「一切衆生悉有仏性」、つまり、人間だけでなく、動物や植物を含めた一切に仏性がある、つまりとても尊いものである、と言い切った大乗経典なのですが、その中にこんな一節があります。

「牛より乳を出し、乳より酪を出し、酪より生酥（せいそ）を出し、生酥より熟酥を出し、熟酥より醍醐を出す」

と、さらに、

「醍醐は最上であり、それを服すれば、どの病気も皆、治る。どんな薬もすべてその中に含まれる」

ここで登場する「乳」「酪」「生酥」「熟酥」「醍醐」は、「五味」とも呼ばれています。

まず「乳」とは、まさしく原料となる牛乳の段階。それが発酵するとヨーグルトにあたる「酪」となります。「生酥」は味噌やお酒の段階まで発酵したものであって、「熟酥」まで来るとブルーチーズやお酢ぐらい。「醍醐」はそれをさらにまた発酵させたもの、というわけです。

「醍醐」のように、この大般涅槃経は、お経全体の最高峰である、と語られていて、それを「五味相生の譬え」というのだそうです。要するに、自画自賛ですね。この最上の「醍醐」が語源となって、最高の味を味わったり、すばらしい経験したときに使われる「醍醐味」なる言葉が出来たのも、よく知られるところです。

とにかくお経のランク付けはあまり関係ないのですが、発酵食品のランク付けは、興味津々です。最も発酵が進んだ「醍醐」が本当にあるのなら、それを摂れば腸内環境の整備には最高のプラスになるでしょうから。

「醍醐」の正体を、調べてみたくなるではないですか。

仏教と乳製品の流入

大般涅槃経の記述に従えば、「醍醐」はもともと牛乳で生み出されたもの、と推察されます。

となると、まず仏教と牛乳との関係ですぐに連想されるのが、お釈迦様が、悟りを得るための厳しい苦行をして衰弱しきっていたのを、村の少女・スジャータが差し出した「乳粥」によって元気を取り戻したエピソードですね。

一説には、この「乳粥」はヨーグルトのようなものだろう、ともいわれているようですが、２５００年も昔の話なので真偽は分かりません。

ただ、その当時から、牛乳や乳製品は、おいしくて栄養があって、体にいいものだ、との認識はあったようです。お釈迦様がお世話になったくらいですから、仏教と牛乳との間柄はとても深いものだったのです。

ですから、6世紀に、日本に仏教が伝来したのと一緒に、インドから中国、朝鮮を経由して牛乳や乳製品もやってきたのでした。

その6世紀中頃に朝鮮半島の百済から帰化した智聡（ちそう）という人がいまして、仏典や医薬書と一緒に牛乳の薬効や乳牛飼育法が書かれた書物を持ってきたそうです。

さらに7世紀には、智聡の子の善那（ぜんな）がときの天皇に牛乳を献上したところ、天皇は大いに喜び、「牛乳は体をよくする薬である」として善那に「和薬使主（やまとのくすしのおみ）」の姓を与えたともいわれています。

当然、乳牛も日本にやってきており、8世紀の奈良時代初期には山背国（今の京都府の一部）で乳牛を飼育していたことが『続日本紀』にも書かれています。「牛牧」と呼ばれる牧場も各地に作られて、ごく一部ではあるものの、乳牛の飼育は広がっていたようです。

乳搾りや乳製品作りの技術も広まって、奈良時代には、諸国から「酥」が朝廷に献上されるようにもなっていくのです。

平安貴族の好んだ「醍醐」の正体は？

さて、そこで肝心の「醍醐」です。

乳製品は天皇家や貴族の間で滋養強壮剤として重宝され、奈良時代から平安時代にかけて、「酥」や「醍醐」がたくさん食べられた、との記録は残っています。

平安初期、菅原道真を右大臣に抜擢しながら、やがて藤原氏の圧力で、彼を大宰府に追放したのでも知られる醍醐天皇など、まさしく諡号に「醍醐」が使われるほど、「醍醐」が大好物だったそうです。

ところが、困ったことに、では醍醐天皇が食した「醍醐」自体が、いったいどんな食べ物であったのか、はっきりとはわかっていません。

まず、当時の「酪」というのは、牛乳を煮詰めたコンデンスミルクのようなもので、「酥」はこれを更に固めて固形にしたもの、つまりバターですね。となると「醍醐」はバターとヨーグルトの中間のようなものではないか、とみる人もいます。

より濃厚な状態になったチーズではないか、ともいわれています。

10世紀に制定された延喜式という法令の中には、「牛乳は1斗を煮て、酥を1升作る」と書かれているのですから、酥がチーズのようなものだったのは確かです。その発展形なのですから、やはり「チーズ説」の方が可能性が高いかもしれません。

甘くておいしい、今のクリームのようなものだったのでは、と考えている人もいます。

しかし、平安時代も末期になってくると、急激に牛乳の需要は衰えていきます。乳製品を好んだ朝廷や貴族たちの力が衰え、その代わりに台頭してきた武士たちが、馴染みがなかったせいもあって、乳製品には手を出さなかったからでした。

一方で、彼らが特に好んだ食べ物といえば、大豆を利用して発酵させる味噌や納豆などでした。

納豆は、当初、今のような糸を引くタイプのものではなく、どちらかといえば味噌に近い、調味料のようなものが主流であったといわれています。反対に味噌は、調味料ではなく、「一品料理」として食べられていたようです。

要するに、政権が朝廷から武士に変わるとともに、発酵食品の王座も変動したわけですね。

これが「醍醐」だという定義はない

衰退した乳製品が日本史の中で、再び脚光を浴びたのは、だいぶ下って江戸時代も中期といわれています。

ときの8代将軍・徳川吉宗は、特別、馬術が大好きで、馬に乗っては鹿狩りなどをすることが多かったそうです。そこで、馬の医療用として牛乳やバターを使うために牛を輸入して、育て始めたのです

やがて、さらに時は流れ、明治維新後は、日本人にとって、牛乳や乳製品は、次第に手軽に食べられる食品として定着していきます。

ですが、「醍醐」の方は歴史の中に埋もれていき、その製法も残されていません。

現代に至るまで、数多くの人たちやメーカーが、「自分たちが作り上げたものこそが醍醐」と言ってはおりますが、そもそも正解が残されていないのですから、どの製品が「本当の醍醐」なのか、判断のしようがありません。

とはいえ、私としては、醍醐が本当にあるのなら、ぜひ目にしてみたいですし、自

分自身も食べてみたい。そこで、かつて実際に醍醐の研究をしていた、というある研究者の方に話をうかがったことがあるのです。

ところが、その方なりの結論からいえば、

「これこそが醍醐だ、という定義はない」

でした。

平安時代に貴族によって食べられていたものだけを「醍醐」と解釈するのなら、おそらく、高度な発酵段階に達した乳製品のことを指すのであろうし、ならば現代の技術をもってすれば、たぶん作り上げるのはそう難しいことではない、と誰もが考えるでしょう。

たとえば発酵の進んだチーズや黒酢なら、平安時代の「醍醐」よりも、ずっと体にいい発酵食品なのかもしれない。

「なーんだ、醍醐って、実体はないのか」

そうあっさりと見捨てないでください。その研究者の方は、こんな話もしていたのですから。

「20世紀までの科学は、モノを突き詰める方向に向かっていました。答えは一つしかない。だから、できるだけ、そこに近づく方法を探ろう、という。でも、今の科学はだいぶ変わってきました。マクロ的というか、答えを一つに限定するなんてとても無理で、いろいろなものがあってもいい、と」

いい例が腸内細菌であって、新しい解析方法が開発されるごとに、どんどんその種類も増えていきます。「腸内細菌とはこんなものだ」なんて断定的な解答はとても出せません。

その方いわく、

「だから、醍醐についても、一つの定義にこだわる必要はないのです」

しかし涅槃経に「最上」といわれ、「どんな病気でも治せる」と書かれた「醍醐」が、そうあっちこっちにあって、簡単に作り出せるものとはとても信じられません。

やはり、醍醐などというのは「伝説上のもの」なのか？

臨床体験から浮かび上がる「醍醐のようなもの」

ここからは、私自身が臨床によって得た実感に沿って話をします。

ですから、医学の学会的に認められている、とか、研究によって数多くのエビデンスが揃っている、といったものではありません。

なので、「そんな、根拠もないことは、読む価値はない」とお考えの方は、ここ以降は読む意味はないかもしれません。

いわゆる西洋医学的な考え方では、ある病気になれば、そこには必ず原因があり、それを「科学的」に解明していって初めて病気は克服できる、とほぼ信じられています。

ところが、私が今行っている東洋医学を基にした「腹診」では、そこまで細かい「科学的」分析は行いません。

治療の決め手となる漢方薬自体、見方によっては、とてもアイマイなものなのです。大まかにいって、漢方薬の効能は三つしかありません。

一つは「血流をよくすること」。

血をサラサラにして流れをよくするのですね。

二つ目が「水分の調節」。体内の、多すぎる水を排出させるとともに、水が足りないところに送り込めるようにする。

三つめが「温度調節」。冷えた体の部分を温め、温まりすぎた部分を冷やす。

たったそれだけ。西洋医学のように、一つの病気ごとに細かく対応した薬があるわけではありません。

いわば色の「三原色」のように考えてください。基本はその三つでありながら、一つ一つの漢方薬が「血流」と「水分調節」の両方に効果があったり、三つともに効果がある中で「温度調節」には特によかったり、様々な特性を抱えています。しかも、数多くのバリエーションでいくつかの薬をブレンドしていくことで、どの患者さんの症状にも対応でき、偏った体のバランスを整える働きをするのです。

特に漢方薬は、腸内フローラや基底顆粒細胞とはとても相性がいい。

たとえば漢方薬に含まれる甘草（かんぞう）は、主成分は腸内細菌のエサになり、廃棄物は腸内に捨てられます。その廃棄物が腸から吸収されて血流に乗って体の各部分に行く。そしてこの廃棄物こそが大きな薬効を持っているのです。

だから、エサを得て腸内フローラはより活発になると同時に、甘草にとっても、それを代謝して全身に流してくれる腸内フローラの働きがなければ、薬効は発揮できません。

漢方薬が腸内環境を改善して、そのお陰で薬効も高まる、つまり「持ちつ持たれつ」

の関係です。

基底顆粒細胞も、漢方薬が刺激を与えることで、より働きが増していきます。

だからこそ、私も患者さんのお腹、特に腸を診て、体全体のバランスを整える漢方薬を処方して治療に当たっているのです。が、そんな中で、これは「醍醐」のようなもの、としか思えない何かに遭遇することがあるのです。

「治るがん」の一部を治す物質

がん細胞は、健康な人でも一日に数千個はできていると考えられています。

もっとも私たちの体の中には何十兆もの細胞があって、一日1兆個は新陳代謝によって生まれ変わっています。その中の数千個ですから、ほんのわずかには違いないのですが、うっかりミスのように生まれてしまう。

それがある特定の部位で増殖していき、さらに転移していくようになれば、正真正銘の「がん」ですね。これはもう治療のしようがない。原発にたとえると、チェルノブイリの原子炉のようなもので、もはや修復不可能な状態です。

しかし、医師に「がん」と宣告されながらも、まだ本物のがんにはなり切っていない「前がん状態」の患者さんもたくさんいる、と私は思います。美浜原子炉の事故のように、制御棒の挿入で進行がとまったくらいの状態にたとえられましょうか。

この「がん」「前がん状態」の区分は議論の分かれるところであり、もともとがん自体、正体が完全に明らかになってはいないので、明言はできません。

あくまで40年以上、臨床の現場にいた実感として申し上げているのです。

つまり「治らないがん」と「治るがん」とがある。

「治るがん」においては、腸内フローラを整え、ビフィズス菌などの善玉菌を優位にすれば、十分に症状は改善されることは、マウスによる実験などでも明らかになっています。

ビフィズス菌には、がん細胞を攻撃するＮＫ（ナチュラルキラー）細胞やＢ細胞、Ｔｈ１細胞などを活性化する働きがあるのです。

ただ、どうも、それだけではない。

私は、こうした「前がん状態」の患者さんのお腹も何度か触り、漢方薬による治療も行った経験もあります。

皆さん、「ぬか床」である腸における腸内細菌の活動は良好とはいえませんでしたが、「ぬか床」を整えて腸内フローラが正常に機能していくようにすると、ある段階から、急に症状が良くなっていったことがあるのです。すべての方に当てはまるわけではありません。全体の中にそういう方もいる、といっているのです。

そこから、一つの推察が生まれました。

腸内細菌の働きで、腸の中でも、ずっと摂取した食べ物の発酵が行われている。その結果としてビフィズス菌が増加するなどの効果はもちろんあります。ただ、その上に、発酵が進んだがゆえに生み出される、特別な物質が存在するのではないか？ でないと、どうも、急に症状が改善される理由が説明できない。

で、その物質こそが、「醍醐」と呼ばれるものではないか？ そう見ていくと、とても合点がいくのです。

この「醍醐」は、発酵という活動が行われている限り、腸の中にも、おそらく発酵食品の中にも生まれ得るものらしい。

当初、私は平安貴族の「醍醐」のイメージから、それを一つの発酵食品全体のように考えていました。どうやらそうではなく、腸や食品の中に含まれる「何らかの物質」

らしい、と解釈した時、次第に私の臨床で得た実感に近づいてきたのです。

乳酸菌生産物質の最終段階

「乳酸菌生産物質」なる言葉は、お聞きになったことはありませんか？

一言でいえば、腸内にある善玉菌、主に乳酸菌などの力で日々生み出されている、人の心身の健康バランスを保つ大事な物質、といえましょうか。

乳酸菌生産物質は、決して乳酸菌そのものではありません。乳酸菌の発酵作用によって、その結果、何か別のものが生まれる、といったようにして登場した、いわば代謝物なのです。それで、この代謝物が、体を健康にしてくれるわけですね。

こうした物質は、腸内細菌によって生まれるものでありながら、同時にその集まりである腸内フローラを元気づけてくれる働きもあります。

実は、こういう物質については、乳酸菌生産物質だけでなく、「乳酸菌発酵物質」「乳酸菌熟成エキス」など、様々な呼ばれ方があります。一応、この代謝物は「ぬか床」の腸によって発酵が行われて出来たものなので「発酵物質」と名付けてもいいでしょう。

ただ、ここでは、一番よく使われる言葉として、「乳酸菌生産物質」で統一しておきましょう。

この乳酸菌生産物質が、生活習慣病の予防や免疫機能の強化、さらにはがん細胞の撲滅にまで効果を発揮する、と、関連商品を販売している健康食品各社ではうたっています。

ということは、もともと腸内フローラが担っていた役割をさらに強力にしているわけです。

さて、そうなると、こう考える方も当然、いるでしょう。

「要するに、醍醐とは、この乳酸菌生産物質のことを指すのではないか」

私自身の考えを前もっていっておきましょう。

「確かに醍醐は、乳酸菌生産物質に含まれる。だが、その最終段階のものだ」

つまり乳酸菌生産物質の中でも、最も発酵が進んだ状態こそが醍醐なのではないか、とみているのです。

果たして平安貴族が愛好した「醍醐」の中にそれが含まれていたのかどうかは、今となってはわかりません。また、現在、乳酸菌生産物質として売られている数々の商品のうちのどれに醍醐が含まれ、どれがそうではないのかは、なかなか客観的には判定できません。

ただし、おそらくその中には、発酵を進めた結果、醍醐、ないしは醍醐に近い物質がある可能性はあると思っています。

「醍醐（第五段階発酵物質）」

改めて、この章のはじめに書いた「五味」を思い出してください。「乳」「酪」「生酥」「熟酥」「醍醐」と続く大般涅槃経の中にある言葉ですね。

これは、仏教的には、「経典にはいくつかの段階があって、その中でも涅槃経は「醍醐」の地位に当たる最上のもの」といった比喩的な表現とみられています。

ですが、同時にこれが発酵の五段階を表すものであるのも、明らかです。食物においても、また「ぬか床」たる腸の中でも、こうした段階を経て、より高度な発酵物、言い換えるなら乳酸菌生産物質が生み出されている、と私は考えています。

もう少し詳しくいえば、乳酸菌生産物質にも、体の中で作られるものと、外で作られるものとに分けられるのですね。

動物は、生きていくためにエサをとり、それを腸内細菌の力で、発酵によって、より体にいい物質に作りかえていく。これが体の中で作られるものですね。

一方で、お米や果実を原料に、発酵によってお酒を造ったり、酢を作ったり、また牛乳を原料にチーズやヨーグルトを作ったり。こうした発酵物は体の外で作られます。乳酸菌生産物質をうたうサプリメントなども、それに含まれます。

そしてどちらの場合でも、最も発酵の進んだ物質が「醍醐」なのです。

涅槃経で示された五段階の最終型という意味をこめて、ここから先は、私が考えている「醍醐」を「醍醐（第五段階発酵物質）」と表記することにします。

なぜなら、健康食品などの中には、商品名として「醍醐」という言葉を使用しているケースがとても多いので、それらと混同されるのを避けたいからです。「醍醐」と名付けられたものの中にも、私のいう「醍醐（第五段階発酵物質）」に達しているものが含まれていないものは決して少なくありません。

また、平安貴族たちの食べた「醍醐」とも、私の考えているそれとは、どうもニュアンスが違う。

いったいどこまで発酵が進んでいたのかの記録は残っていません。ひょっとして、この「醍醐」は、せいぜい「熟酥」、つまり第四段階の発酵段階までしか達していないかもしれません。

様々な誤解を避ける意味で、私にとっての「醍醐」は「醍醐（第五段階発酵物質）」とするのが、最も適切だと判断しました。

変化しつつ、より高度になっていく様は、ちょうど刀作りなどにも似ています。刀が出来上がるためには、まず鉄鉱石や砂鉄などの原料を鋼に変え、延べ板を作り、それを数多くの工程によって鍛えて形を整えていくことで完成品となっていきます。しかし、誰が作っても同じレベルのものが出来るわけではなく、おのずと作り手や環境によって「名刀」が生まれることもあれば、そうはいかないこともある。

「名刀」が、すなわち「醍醐（第五段階発酵物質）」です。

そこで、もう一度、「乳（原料・ないし発酵前物質）」から「醍醐（第五段階発酵物質）」に至るまでの過程を私なりに分析してみました。

まず最初の「乳」の段階。これはまだまったく発酵が行われていない第一段階です。「乳」というくらいですから、涅槃経で語る本来の原材料は牛乳だったのでしょうが、別にそうでなければならない理由はありません。

要は、より発酵段階が高度なレベルに達しやすい素材であればいい。

醍醐作りを目指す健康食品メーカーの多くは、大豆を使用しているようです。味噌、醤油、納豆といった、和食で使われる発酵食品には大豆が原料となっているものは数多く、大豆ほど発酵によって、体に良い物質ができる素材がないからでしょう。

ただし、メーカーによってはその大豆をすりつぶして煮込んだ豆乳や、黒砂糖などを使うところもあるようです。

同じ大豆でも、素材の力を生かすために生の丸大豆を使うところ、発酵しやすいように蒸した大豆を使うところなど様々ですし、使用する発酵菌についても、皆、違います。

「名刀作り」にもいろいろな流儀があるように、醍醐作りも、それぞれのやり方があるのです。

「酪（第二段階発酵物質）」と「生酥（第三段階発酵物質）」

「乳」がまず発酵した第二段階発酵物質が「酪」ですね。乳製品でいう、ヨーグルトのレベル。

これに、さらに発酵が進んでいくとお酒や味噌のレベルである第三段階の「生酥」になります。

私は、体の中では、このレベルの発酵段階で、体の様々な材料形成が行われている、とみています。

牛や馬が、草しか食べないのに筋肉や骨がしっかりあるのは、腸内フローラの働きがあるからなのはよく知られています。腸内細菌をはじめとした微生物が草の食物繊維・セルロースをタンパク質に代謝するのだ、と。

ここで「酪」や「生酥」は、発酵によって生み出され、腸内フローラの活動を支えます。

そうなると、多くの皆さんにとって気になる疑問は、じゃあ「酪」と「生酥」の境界線はいったいどこにあるのか？　ではないでしょうか。

この回答はとても難しい。

たとえばお米を麹菌で糖化した後に、早めに発酵を止めた「甘酒」は、分類でいけば「酪」の段階になるでしょう。アルコールも生成されません。一方で、酵母菌によって糖分からアルコールが生成される「酒」は、「生酥」の段階となります。

しかし、酒粕を原料として作る「甘酒」にはアルコール分がわずかながらでも含まれますし、そうでなくても、天然の酵母菌が入れば微量のアルコールが生成されるかもしれない。

一応、この場合は、酵母菌による発酵によってアルコールが生成されるかどうかが「酪」と「生酥」の境界線になる、と受け取れなくもない。でも、そこには、どちらとも分類できない微妙なグレーゾーンがあります。

いわば「アバウト」なのです。体外の食品であってもそうなのですから、腸内で生まれる第二段階発酵物質と第三段階発酵物質との違いも、厳密には語れません。

西洋医学的思考では、なかなかこれは許されませんね。結核を発症させるのは結核菌の力だし、コレラはコレラ菌によって起こる、と、明快に回答が得られないと「非科学的」として排除されてしまいがちです。

だから検査の数値で「病気」か「健康」か、を断定する荒っぽいことも平気でやる。

東洋医学には、「未病」という、病気とはいえないまでも体のバランスが崩れてすでに不調が始まっている状態を示す言葉があります。「病気」「健康」の二元論ではとらえきれない、アイマイな部分を認めているのです。

このアバウトさを認めていただいた上でないと、私のいう「醍醐（第五段階発酵物質）」は、納得いただけないでしょう。

「熟酥（第四段階発酵物質）」

続いての「熟酥」、いわゆる第四段階発酵についていえば、「酒」と「酢」との違いから語っていくことにしましょう。

仮に、第三段階の「生酥」である「酒」を、そのままの状態で発酵を進めていくと、果たしてどのようになるでしょうか？　第四段階の「熟酥」である「酢」になるでしょうか？

なりません。より酸っぱさの強いヘンなお酒になっていくだけです。乳酸がどんどん増殖していき、酸が強くなっていくのです。だからこそ、酒づくりをする杜氏は、温度管理や、全体が均等になるためとともに、乳酸の増殖にブレーキをかけるために、酒のもとになるモロミを、空気を入れながらかき混ぜるのです。

では、「酒」が「酢」になるにはどうしたらいいかといえば、私は酢酸菌などが新たに発酵に参加することで、第三段階から第四段階へのレベルアップが行われると考えています。

結局のところ、この第三段階から次に進むには酵母菌なり、酢酸菌なり、段階のアップのためには、何らかの微生物の働きが欠かせないわけです。

「酒」から「酢」に進むことで、その中身の成分も変わっていきます。

怪我した傷口を消毒するために、焼酎などのお酒を使ったりしますね。それはアルコールが菌を殺すために、消毒薬としての役割を果たせるためです。

とはいえ、酒は腸内細菌でいえば、善玉菌と悪玉菌の両方を殺してしまう。ですから、食前酒として、体を温める程度ならいいのですが、飲み過ぎると腸内環境を悪くして、命を縮めます。

一方、酢の方は、善玉菌には危害を加えず、悪玉菌だけを殺す力がある。これは、同様に発酵が第四段階にまで達している「ふなずし」のような「なれずし」にも当てはまります。だから、体にはとてもいい。

しかも利尿ホルモン、インシュリン、体のバランスを整える各種ホルモンなどを作り出すアミノ酸も生成されます。酢が糖尿病にいい、という根拠はここにもあるわけです。

微生物の発酵で生まれるものとして、ペニシリンのような抗生物質も含まれますが、それらもまた、この第四段階発酵物質とみていいでしょう。

とはいえ100％すべてが体にいいわけではありません。酢からアレルギーが起きたりもしますし、ペニシリンにも、「ペニシリンショック」という激しいアレルギー症状が出ることがあります。

まだどこか、体のバランスを壊す悪い要素も残っている。

現代科学でも分析できない微生物の働き

この「熟酥」のさらに延長線上に「醍醐（第五段階発酵物質）」があるわけです。ただ、「酒」がそのままでは「酢」にならないのと同様、レベルアップには何かを加える必要がありそうですが、その「何か」はわかりません。

糖が酵母菌の力でアルコールと二酸化炭素に分離するアルコール発酵、酢酸菌の力で「酢」が生まれる酢酸発酵など、第二段階から第三、第四段階に上がっていく過程は、割合単純化できます。

もっとも、実際に段階をアップさせるのはそう簡単にはいかないのは、その製造過程での貯蔵方法でもよくわかります。

昔から、酒や醤油などが樽で、酢は壺などで熟成されていたのは、おそらくその大きさの容器が最も発酵を進めるのに適していたためでしょう。温度調節、撹拌もしっかりと管理し、乳酸菌などの菌類の活動をコントロールするためにも、もっと大きな容器による大量生産はなかなか難しいのではないでしょうか。

悪玉菌の代表のように言われている大腸菌に、セルロースを分解してビタミンを合成する働きがあるように、微小の菌には、どれも善悪の判別では語れない意外な側面があります。

また、大豆イソフラボンが腸内のエクオール産生菌と合体して、「アンチエージング物質」エクオールが生まれるように、それぞれの菌は、さまざま物質とつながって、新しい別のものを生み出します。

まだ腸内細菌の種類でさえ、いったいいくつあるのかよくわからない中で、一つ一つの菌がどんな働きをしているかなど、現代科学でも明快な分析はできません。糖がアルコールになったり、さらに酢になったりする過程においても、酒樽や壺の中に長年残っている様々な微生物が、おそらく非常に重要な役割を果たしているのでしょうが、どんな役割なのかは断定できないのです。

ただ、結果としておいしいお酒や、体にいいお酢は生まれています。

はっきり言えるのは、一度、食物をバラバラにして、その物質をまた集めて次第にアミノ酸や体に役立つ物質につくりかえるのが発酵であって、それには段階がある、ということくらいです。

そしてその最終段階で生まれたものこそ「醍醐（第五段階発酵物質）」なのです。

あの発酵食品はどの段階なのか？

もう一度、代表的な発酵食品がどの発酵段階にあるのか、私なりに分類していきましょう。

第二段階の「酪」に当たるものでいえば、前にも触れた甘酒、ヨーグルト、それに納豆あたりでしょうか。

確かに納豆に含まれるナットーキナーゼが血栓を溶解する作用を持つなど、納豆が健康食品として注目されてはいます。ただし発酵食品としてのレベルを考えれば、発酵期間はせいぜい1日。さほど熟成期間が長くはありません。

ヨーグルトについても、車の製造にたとえるなら、鉄鉱石がようやく鉄になり、これから型を作って全体を組みあわせようとしたくらいの段階で、「第五段階発酵物」と比べたら、体を修理、補強する効能はずっと低いと考えられます。

どうもそれなのに、テレビのCMなどを見ていますと、健康食品としてのヨーグルトの宣伝がとても多い。「健康になりたいならヨーグルトを食べよう」と訴える本も多く出ています。

たぶん、あれは、ヨーグルトは元来、作りやすいので業者が多いし、コマーシャリズムにも乗りやすいからではないでしょうか。

同じ「酪」ならば、私はヨーグルトよりも納豆を選びます。

そもそも欧米人は日本人より体温が平均して0.5℃くらいは高いそうです。だから、お腹を冷やす牛乳やヨーグルトを食べても、あまり冷えない。しかも彼らは、ずっと昔から肉や乳製品を食べ続けているので、体内に、それらを素早く分解できる腸内細菌を持っているのです。

一方の日本人には、米や野菜、納豆をこなす菌をしっかり持っている上に、体温がやや低い。ヨーグルトでは、お腹を冷やしてしまう危険性があります。

この第二段階発酵物質についていえば、発酵期間の短いパンなどもここに入るでしょうね。

時間がかかって菌が一定期間の関与をし始める「生酥（第三段階発酵物質）」のレ

ベルに、前にもあげた酒や味噌、醤油が入ってきます。

チーズも、一般的なものなら、まずこの段階とみていいでしょう。

くれぐれも深酒をする方に忠告しておきますが、酒は飲み過ぎると、本当に腸内細菌を殺しますからね。そのため、免疫力も落ちて、早死にする危険がとても高い。寒いからと、強いウォッカをがぶ飲みするロシア人を見ればよくわかるではないですか。

かつて「世界一の長寿」を誇った泉重千代さんという方が、「酒はお腹を温める程度飲む」と話していたそうですが、まさしく「ぬか床」の腸を温めるくらいが適量なのです。いわゆる食前酒くらいでしょう。

魚醤についていえば、第三段階から第四段階の境目くらいではないか、と私は思っています。ただ、どこまで発酵が進んでいるかは、個々の条件次第でしょう。

「熟酥（第四段階発酵物質）」までくると、そう数は多くないかもしれません。

酢酸菌が加わった酢や、熟成されたブルーチーズもおそらくこのくらいのレベルでしょう。乳製品を食べなれていない日本人にとっては、チーズが下痢やアレルギーのもとになるケースもあるので、食べ過ぎには注意しましょう。

「くさや」「ふなずし」といった伝統的な発酵食品が果たして、このレベルなのか、あるいは「醍醐（第五段階発酵物質）」まで行っているのかは、実はよくわかりません。たぶん、くさやについては、魚に浸す原液は発酵期間の長さからいっても、ものによっては最終段階にいっているのではないでしょうか。おそらく、ふなずしやシュールストレミングも。

腐敗もあれば素材のままの状態から第五段階まで、すべての段階の可能性がありうるのが「漬け物」です。

「ぬか床」でも百年床ならば最終段階に達しているかもしれないし、ろくに手入れをせずに腐らせてしまうこともある。

これは第五段階まで達しているのではないか、と私が感じた「ぬか床」を作った方に以前、うかがったことがあるのですが、その方の場合は、別に何か新しい物質を加えたりはしていないらしいのですね。とりあえず手入れだけはして、そのままにしておく。

すると多くは発酵が進まずに止まってしまう中に、ときたま、さらに進むものがあるとか。

ほぼ同じ条件で置いておいても、結果は大きく分かれるらしい。何かを加えなくてはならない、とは限らないようなのです。

やっぱり人為的に「醍醐（第五段階発酵物質）」を作るのは非常に難しい、と改めて実感しました。

「醍醐（第五段階発酵物質）」はチームワークで仕事をする

体の各部位を作ったり、ホルモンを作ったりするのをさらに超えて、「醍醐（第五段階発酵物質）」には、異型化した細胞、いわばがん化した細胞も修復して元に戻す能力がある、とは前にもいいましたね。しかも、アレルギーのような副作用もない。エクオールのような「アンチエージング物質」も生み出すために、皮膚もキレイになったり、疲れた体をすぐに元気にしてくれる回復力も補強してくれます。

腸内の「ぬか床」では、健康な腸であれば、腸内細菌の力で、こうした第五段階まで進み、そこで生み出される「醍醐（第五段階発酵物質）」が、がん細胞の修復などの仕事をしている、と考えられます。これも、前に言った通り、決して万能の能力があるのではなく、「前がん状態」の細胞の一部にしか効果を表さない弱点はありますが。

となると、次に気にかかってくるのが、やはり、どうすれば「醍醐（第五段階発酵物）」を作り出せるか、ですね。

これもあくまで私個人の考えですが、人為的にこの物質を作り出すのは、相当難しいだろう、と思います。

私は昔から根っからの野球ファンなので、野球にたとえて話してみます。

かつて昭和40年代、ジャイアンツだけが圧倒的に強く、9年連続日本一、いわゆる「V9」を達成したことがありましたね。

ではその原動力は何だったのか？　王・長嶋という二人のスーパースターがいて、彼らが肝心なところでよく打ったのは確かでしょう。ただ、彼ら二人がすべての原因ではありません。柴田や高田や、わき役にも偉大な選手がたくさんいたし、「石橋をたたいても渡らない」と評判だった川上監督の手腕もあったでしょう。裏方さんたちも充実していたかもしれないし、読売本社のバックアップも影響あったでしょう。

つまるところはチームワークです。酢酸菌を加えただけでは酢を作れないように、王・長嶋だけでは「V9」は成しえない。

「醍醐（第五段階発酵物質）」も、いろいろな菌や環境のチームワークで作られるのでしょうが、その条件は複雑です。温度が1℃変わるだけで、元気になる菌もあれば、元気のなくなる菌もあるくらいですから。

だからこそ、人為的な大量生産は、酒や酢よりももっと難題です。大企業が経営する大工場で、設備を整え、成分をすべて分析しても作ることができません。現実に、いくつかの有力メーカーがチャレンジしているらしいのですが、成功した話は聞きません。

現代科学で強引に作り上げようとしても、無理なものかもしれないのです。

それよりも、別に作ろうとする意欲もないのに、気が付いていたら出来てしまった、なんてケースの方が多いかもしれません。

本場・イタリアあたりには、ワインだけでなく、ワインビネガーでも、一年モノから100年モノまで、多くの年代モノが揃っているそうですが、おそらく、そのうちの25年モノあたりになれば、第五段階発酵をしている物質もあるのではないでしょうか。

私は、近代的工場よりも、古くからの菌が残されている酒蔵のような場所の方が、豊富に菌が生息して、より高レベルの発酵を促す力がある、「醍醐（第五段階発酵物質）」も、そういう場所で時間をかけてこそ作りえるのではないか、と推測しています。

難しいのは承知の上で、一応、今、私が「こうすれば第五段階発酵物質を作れるのではないか」と推測している条件を、さらにあげておきましょう。

出来上がるまでにかかる時間なのですが、お腹の中で出来る、「内にある醍醐」についていえば、その人自身の腸内環境や年齢によって、まったく変わってきます。常に作り続けている腸もあれば、もうほとんど生産が終わっている腸もある。

それと、唾液や胃液などに含まれるいろいろな消化酵素が、摂取物を分解し、発酵の手助けをしているので、生成スピードも外で作るより早くなります。

ベトナムで、米を人が噛んで、唾液をつけてそれを吐き出して作る酒がありますね。あれなどは、唾液の酵素で発酵を進めているわけです。

一方、外で出来る「外にある醍醐」ならば、もし試験管などで作るとしたら、3年以上は熟成させた方が第五段階に至る確率は高いでしょう。

ただ、期間の長さで決まるかといえば、そうとも限りません。

偶然、生成に必要な菌がすべて揃って、そこまで時間をかけなくても第五段階に達してしまう発酵食品が出ないとは言い切れません。

要するに、100％こうなる、といった断定はできないのです。

ただ、おそらく、素材の段階にあったものや、「酪（第二段階発酵物質）」だったものがいきなり途中を飛ばして第五段階になるようなことはないようで、一つずつ段階を踏んで進んでいきます。酒から酢へ、第三段階から第四段階に進むのには、酢酸菌をはじめとした微生物の力が必要なように、何かを取り込みつつ、発酵レベルは上がっていきます。

年をとったら、外からの「乳酸菌生産物質」の補給も

ここでまた、体内で作られる発酵物質と、体外でできる物質との関係について触れていきます。

発酵とは、菌やカビのような微生物が、自分の持っている酵素を使って化学反応を起こし、元の物質を、別の、人間にとって有益な成分に変えてしまうことをいう、と

いうことは、すでに前から何度か触れていますね。

青カビからペニシリンを作るのだって、青カビにはペニシリンを合成する反応を触媒する酵素があるから作れるのです。

体の中にあっては、酵素にも、食べたものから栄養分を分解、吸収するための消化酵素とともに、腸内細菌の働きで作られる腸内酵素があります。ですから、この腸内酵素が順調に作られていないと、腸内での発酵は進まず、「醍醐（第五段階発酵物質）」を作り出すなど、とても出来ないわけです。

最近では「酵素」と聞くと、とかくダイエットなどが頭に浮かびがちですが、それ以上に、まず体質を改善して、人の心身のバランスをとる重要な働きを持っているのです。

この酵素の量は、人間の一生の中で、ずっと一定ではありません。まだ体が元気な若いうちは十分な量があるために、体内での発酵は自前でだいたい出来てしまいます。

ところが、年をとってくれば腸内細菌の働きも鈍っていきますし、そもそも善玉菌優位の腸内環境を保つの自体が難しくなります。

また、たとえ若くても、日々、生活が不規則であったり暴飲暴食が続いたりすれば、腸内環境悪化による酵素不足は免れないでしょう。

こうした時に、酵素不足を補うために発酵食品を食べるのとともに、「醍醐」をうたう、健康食品やサプリメントを摂取するのは、果たして意味があるのか？

これはもう、商品個々の成分による、としか申し上げられませんし、その発酵段階がどの程度かによって効果もまったく違ってくるでしょう。

ただし、たとえば日々、ヨーグルトを一個ずつ食べても得られる乳酸菌の量はたかが知れていますし、胃酸などで多くが殺されてしまえば、腸内環境に与える影響は限定的になってしまいます。

だとするならば、長期間発酵させて出来上がった、多量の酵素が含まれる「乳酸菌生産物質」を摂取する方が、多くの酵素を取り込みやすいとは言えるかもしれません。

もちろん、それが本当の「醍醐（第五段階生産物質）」であるにこしたことはないのですが、そうでなくても、外から足りない酵素を補強するのは、決して悪くはないと思います。

あとは、お使いになるあなたの体質次第です。

漢方薬でも、ある患者さんにとっては、便通を良くして心身をすっきりさせる薬が、別の患者さんに処方しても、ちっとも効果が現れない例はしょっちゅうです。

誰にも効く万能の薬はありません。ただ、腸内環境が悪化して体のバランスが崩れたら、「醍醐（第五段階発酵物質）」を外からでも摂れば、体のバランスが良くなる確率は高いよといっているだけです。

第三章　日本各地の「醍醐」たち

発酵食品ほど、好き嫌いが激しく分かれる食べ物はありません。地域によっても、まったく違って、その地域の人にとっては「コタえられない」おいしさでも、他国の人はとても食べられないようなものは数多くあります。

前にも例として挙げたスウェーデンのシュールストレミングや日本のくさやばかりではありません。台湾名物の「臭豆腐」なんて、私はちょっと手が出ませんが、地元の人たちは喜んで食べています。

一方で、私たちの大好きな納豆を、「気持ち悪くて食べられない」という外国人の方はとっても多い。

同じ日本国内でも、「あのふなずしの匂いは我慢できない」なんて方もたくさんいらっしゃいます。

これから紹介する、4つの「郷土」発酵食品も、実際に食べていただければ、味の好みは「イケる」「食べられない」と大きく二分されるかもしれません。非常に個性的で、素直に「おいしい」とはいいづらいものが少なくない。

しかし、発酵の過程でいえば、「醍醐（第五段階発酵物質）」が含まれているか、限りなく近づいていると思えるものばかりなのです。

私なりに選んだ「日本の醍醐食」というべきでしょうか。

4つの伝統発酵食品

まずは「ふぐの卵巣のぬか漬け」です。

これは、石川県の白山市美川町や金沢市周辺の大野、金石地区といった、ごくごく限定的な地域だけで作られている伝統的な発酵食品です。

何より、ふぐの卵巣という、ほぼ猛毒といってもいい有害な原料を使いつつ、それを無毒にしてから食べるという、とても独創的なやり方が注目を集め、近年では、「日本を代表する奇妙な食べもの」として、マスコミにはしばしば登場します。

では、いったいなぜ、猛毒が無毒になるのか？　一般的には、発酵を進めることによって猛毒物質が微生物によって分解され、無毒化していくのではないか、といわれています。

もとより、ふぐだからといって、どの部位にも毒があるわけではありません。みんなが食べる肉の部分には毒はないのです。

ところが卵巣は、ふぐの中でも猛毒・テトロドトキシンが最も多い部位。仮に大型のとらふぐであれば、卵巣一個で15人くらいの致死量にも相当する、とまで試算されているくらいです。

つまり、それを無毒化できるほどに発酵の段階が進んでいるのですから、たぶんそこには第五段階発酵物質が生まれているのだろう、と私は思っているのです。

2つ目が、沖縄特産の「豆腐よう」です。

これも、だいぶマスコミで紹介されるようになっておりますので、ご存知の方も少なくはないでしょう。

かつて沖縄が「琉球国」といわれていた時代、中国との交易の中で伝来してきた豆腐を原料とした発酵食品「腐乳」がもとになっているとされています。ただし、沖縄で独自の進化を遂げて、今では味はだいぶ違うものになっています。

ふつうの豆腐よりも固めの沖縄名物「島豆腐」を、さらに水気をとって乾燥させ、麹、特に主には紅麹と泡盛などで作られた漬け汁の中に漬けこみます。そうしてじっくりと発酵させた上で出来上がるのです。

島豆腐と紅麹との融合によって、独自の発酵物質が生まれ、それが第五段階発酵物質にまで進んでいるのではないか、と私は推察しています。

３つ目は福岡県北九州の特産である「ぬかみそだき」です。素材はサバもあればイワシもあります。別にその魚の方は、発酵食品というわけではないのです。「サバのぬかみそだき」ならば、サバの切り身とぬかをミックスさせて炊くだけなのですから。

問題は、その、ぬかの方です。

この北九州地域には、小倉でも若松でも、100年以上も使い続けている「ぬか床」、いわゆる「百年床」がまだけっこう残っていて、そこで使われているぬかは独特の風味、旨みを生み出しているといわれているのです。「うなぎ屋の秘伝のタレ」のようなものですね。

となれば、ぬか床の中に含まれている乳酸菌や酵母は、年を経て発酵が進むことで、おそらく第五段階発酵物質にまで進んでいるのではないか？

４つ目の「あゆうるか」については、特定の名産地が決まっているわけではありません。

岐阜の長良川沿いにせよ、熊本の球磨川沿いにせよ、川が近くにあって、しかもアユがとれるところなら、広く作られています。

アユをミンチにして、塩漬けにして発酵させるのですから、いわば「アユの塩辛」というべきでしょうか。

通常ですと、一週間もすれば食べられるのですが、わざわざあえて撹拌を繰り返しながら、2年も3年も発酵熟成させた「うるか」が大分県日田市にあるそうなのです。これは、第五段階発酵にまで達しているか、あるいは限りなく近づいているのではないか、と私は考えました。


断定はできません。ここにあげた4つの食品が本当に「醍醐（第五段階発酵物質）」を含んでいる、との証拠はそもそもないのです。

何度か科学的分析が試みられたこともあるのですが、決め手となる成果は出ていません。もっとも、何度もいうように「醍醐（第五段階発酵物質）」の存在自体、大手企業が手間と費用とをかけて懸命に探し求めても、なかなか解明できないのですから、無理もないでしょう。

4つのすべては、あくまで私個人の推測でピックアップしたものなのです。

実際にそれらを作っている現場に、この本の発行元である山中企画の山中伊知郎氏に、取材にも行ってもらいました。従って、ここから先は、山中氏の現地レポートです。

ふぐの卵巣のぬか漬け

北陸新幹線の開業で沸く金沢駅から、JR西日本・北陸本線で約20分で美川駅に到着する。石川県を代表する川である手取川が日本海に注ぐ、川と海の街。

土地の人によれば、このあたりは昔から味噌、醤油、醸造酢、糀など多様な発酵食品の産地であり、その風土の中から「ふぐの卵巣のぬか漬け」という奇抜そのものの食品も生まれたのではないか、とのこと。

さっそく地元で180年の伝統を誇る「あら与」の工場に向かう。工場に一歩入った途端に、濃厚な海の匂いが鼻に迫ってくる。

「昔は、ふぐの卵巣なんて、ふぐの身や、白子を取った後の副産物にすぎなかったのが、マスコミが取り上げたおかげで、今ではウチのメイン商品になってしまいました。不思議な時代になったものですな」

としみじみ語るのは「あら与」社長の荒木敏明さんだ。

工場には、まず収穫したふぐから取り出された卵巣が、しっかりと敷き詰められて塩漬けにされた四角い木の器がたくさんある。塩分濃度は35%から40%くらい。原料となるふぐは、大型のとらふぐなどではなく、だいたいは日本海近海でよくとれる「ごまふぐ」。毒はさほど強くはないといっても、人間一人が十分に死に至る、グラムあたり500～800 MU（マウスユニット）はあるらしい。

塩漬けの状態で、ほぼ一年くらい保存する。卵巣には、目に見えない穴があって、塩が入って水分が抜けていく。それでだいたい毒のうちの9割くらいは一緒に抜けて80 MUくらいにはなるとか。だが、まだしっかりこびりついている毒分が完全にはなくならない。

それで、次には木桶の中に卵巣を移し、米ぬかと米こうじで漬け込み、魚醤を、重石を乗せた桶の上からそそぐように中に入れていき、桶の上に重石を乗せたまま2年くらい発酵、熟成する。これで最終的には約5MU以下の、人体にまったく影響の出ないところまで毒は消えている。

実はここでこそ発酵が進んで生まれた「醍醐（第五段階発酵物質）」が解毒をしていると思われる。

だが、なかなか具体的にそれを証明する手立てがないため、解毒のメカニズムも完全にはよくわかっていない。

そのため、万一、毒が消えないような事故が起きてはいけないから、と、昔から出来上がった製法は、一切変えていない。必ず塩漬けにもするし、ぬか漬けで発酵させるのはずっと木桶だという。また、一度使ったぬかは必ず捨てて、次にはまた新しいぬかを使うのも変わらない。

この不可思議な食べ物が生まれたキッカケから、需要が急増している現代にいたるまでの経緯を、荒木社長に聞いてみた。

さて、まずはいつ頃食べ始めるようになったのか？

「安政年間の記録では、佐渡でふぐの卵巣の塩漬けを積んで、途中の寄港地ではおろさずに、なぜかこの地域に寄港した際におろして、それをぬか漬けしていることが書かれています。ですから、江戸時代後期には、このあたりで食べていたのは間違いない」

もともと石川県一帯は、塩漬け、ぬか漬けがとても盛んな土地柄だった。しかも、日本人全体が、外国人があまり食べないような魚卵などをよく食べるのでもわかる通り、「海の幸」に対しては、なんでも貪欲に食べてみようとする傾向が強い。

そんなところから、試しにふぐの卵巣もぬか漬けしてみようか、と考えた人間も出てきたのではないか、と荒木社長は推察する。

しかし、朝鮮出兵で、九州でふぐを食べて死んだ兵士がたくさんいたのもあって、ふぐの毒は誰もがよく知っていた。そこをあえて卵巣をぬか漬けして食べてみようと考えるとは、よほどの好奇心の強さと感心せざるを得ない。

ただし、「あら与」にとっての人気商品は、最近まで、あくまでもイワシやサバなどであり、ふぐでも、身や、無毒な白子の方だった。

「白子は、すぐ売れるんです。ところが卵巣は2年も3年もかかる。だから、ウチに来る前に、浜で白子だけ抜いちゃう人がいた。卵巣なんて抜く人はいません」

風向きが変わったのが昭和から平成にかけて起こったバブル期からだった。

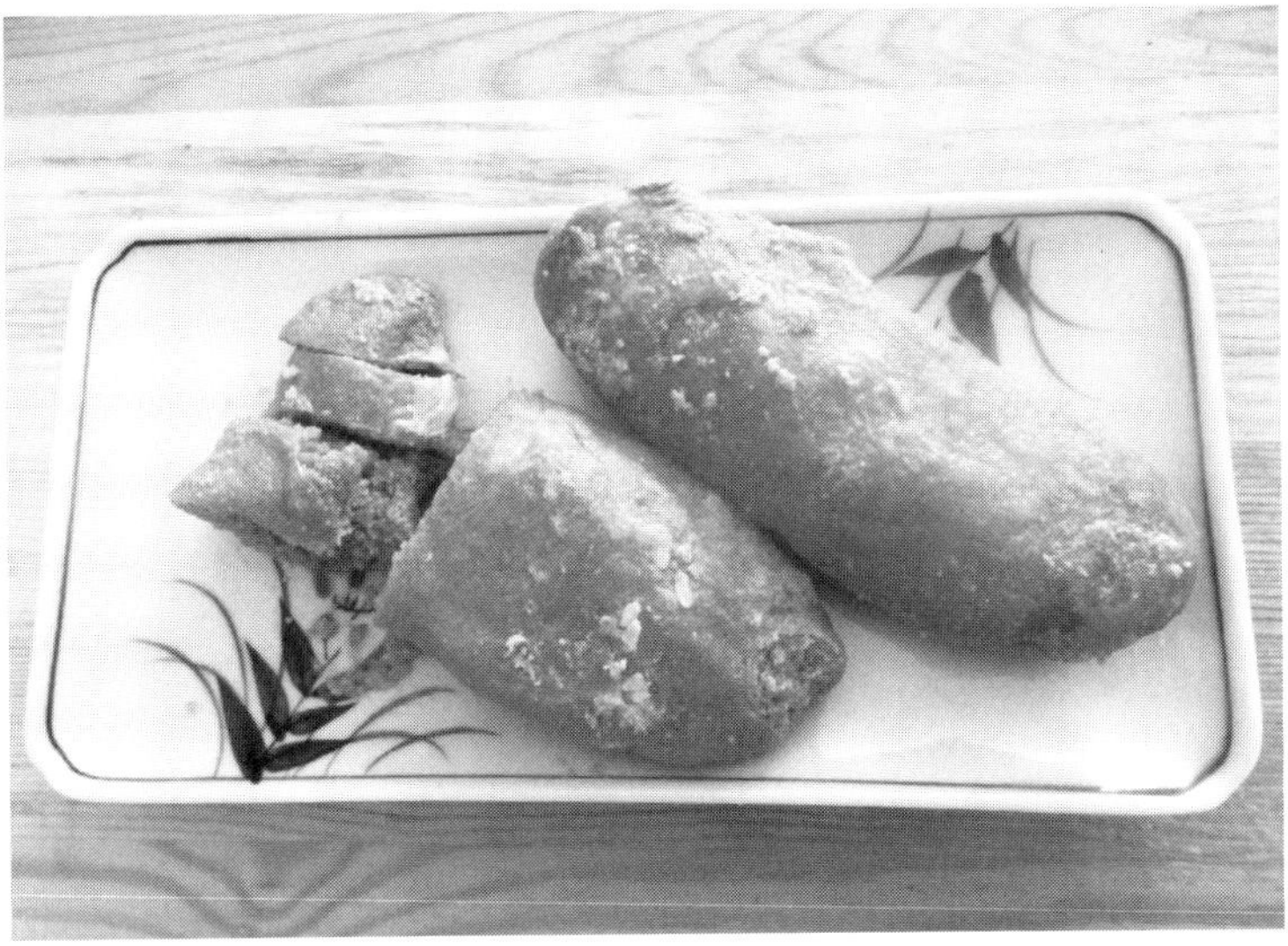

ふぐの卵巣のぬか漬け

「バブルと一緒にグルメブームが来たでしょ。みんな競って、普通とは違う食べ物を捜し歩くようになった。毒のあるふぐを解毒して食べる、なんて変わってるんで、やたら注目されるようになりました」

数多くのマスコミが取材に訪れる中、決定的だったのが雑誌『サライ』に登場してからとか。電話が鳴りやまなくなり、新聞、テレビが次々とやってくるようになった。

おかげで、今では「あら与」だけでも、年間最低、塩漬けにするだけで3～5トンくらいになり、地元全体でみると7軒で10トン以上は生産する主力商品になってしまった。

現物を食べてみる。

まず形状としては、ややタラコなどに似ているが、潮の香りを強烈に何倍も濃くしたような匂いに抵抗を感じる向きもあるだろう。食感も、とにかく濃厚。海のもっている味わい深さと生臭さを一緒くたにして口に入れている感じだ。初めて食べて、「おいしい」といえるものではない。塩漬けしているだけに塩分もたっぷりと入っていて、健康食品のイメージはない。

「それはそうですよ。長年、食べていた地元の私たちでさえ、これが健康食品だなんて感覚はまったくなかった」

荒木社長によれば、自分たちは健康にどうこうではなく、単なる酒の肴やおかずとして食べていたもので、イカの塩辛などと基本的にはまったく変わらなかったそうだ。

ただ、昔から美川地区は他の地域と比べて胃がんの比率が少なかったものの、これはイワシなどの青魚をぬか漬けにしてよく食べるからではないか、と思っていたらしい。

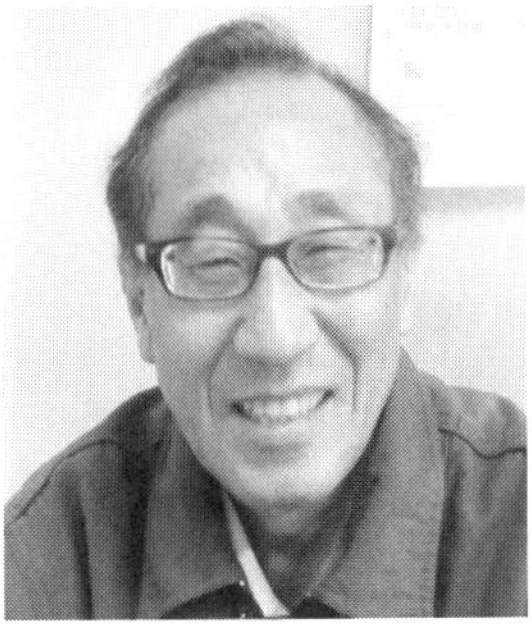
荒木 敏明社長

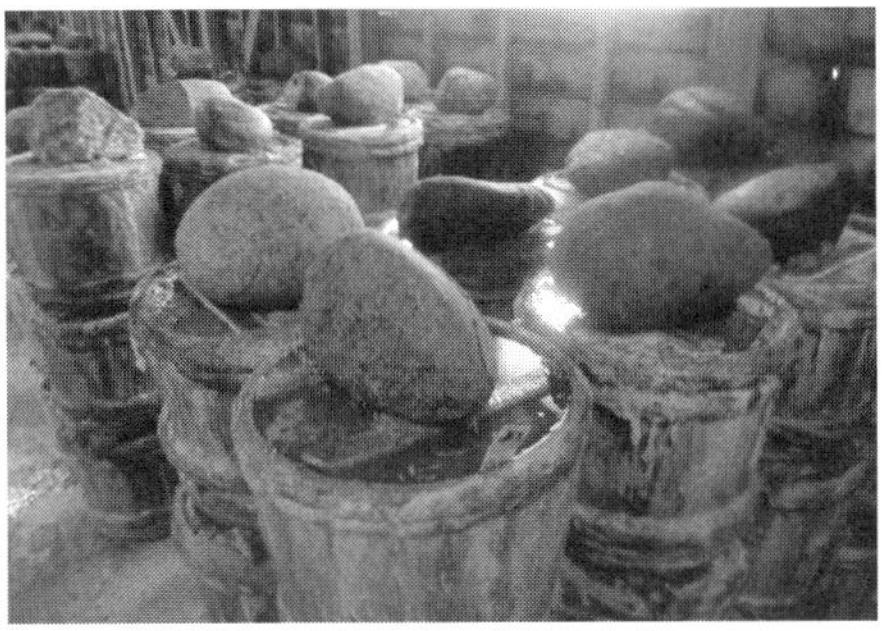
ふぐの卵巣は樽に入れてぬか漬けされる

だから、これからも健康をセールスポイントにして売るつもりはあまりないようだ。

「フリーズドライでふりかけも作ってますし、ふぐの卵巣をもろみに漬けこんで食べやすくした製品も作ってます。あとは、食材として、イタリアンのお店や料亭、お寿司屋さんからも、けっこう注文がある」

「醍醐（第五段階発酵物）」が、おそらく「ふぐの卵巣のぬか漬け」の中に生まれているらしい、との話に関しては、

「何十年か前、当時の東京水産大学の先生も来て、含まれている成分を詳しく分析しようとしたけど、よくわからなかったんです。あれから、調べてないし、このまま、昔と同じ製法で作り続けていけばいいと考えてます」

無理に「健康」を売りにしなくても、十分に需要はあるのだろう。

豆腐よう

『唐芙蓉』という製品名の豆腐ようを製造している株式会社「紅濱」の工場は、沖縄の玄関口・那覇空港から車で1時間あまり、沖縄本島の北部・名護市にあった。海が一望できる、緑に囲まれた丘の上。つい住みたくなってしまうような場所だ。

ただ、全体はさほど大きいわけではなく、庭付きの大きな家一軒分くらい。「工場」と呼ぶにはこじんまりしている。

工場ではまず、島豆腐を一辺2.5センチの立方体に切り、水気をとって乾燥させる。「紅濱」では、紅麹だけではなく黄麹も配合したものに泡盛を加えて漬け汁を作り、熟成させた漬け汁に乾燥した豆腐を漬けこむ。

それで温度調節をしながら3～4カ月、豆腐を紅麹発酵させ、取り出して、固さや熟成の度合いが基準に達しているものを容器に詰めて商品にする。

しばしば誤解されるのが、ただ豆腐に赤い漬け汁をかけただけのものではないか、というものだが、そんな手抜きでは豆腐ようはできない。

完成品をひとまず食べてみる。

「ふぐの卵巣のぬか漬け」でもそうだが、初めて食べてみておいしく感じる人間は、よほど味覚が通常とはちがうタイプとしか思えない。酒臭いし、どこかヌメヌメしているし、しいていえば腐りかけたチーズ。

ただ、繰り返し食べていくと、納豆やくさやではないが、妙にあとを引き、やがてはクセになっていくかもしれない。

元来が泡盛のつまみとして愛好されたものであり、爪楊枝などを使って、ほんのすこしずつ、削り取るように食べて風味を楽しむ大人の嗜好品なのだ。

かつて琉球の王侯貴族が珍重した高級な食べ物でもあり、美容と健康と長寿をもたらすとも信じられてきたらしい。


ここの工場長が瀬底正康さんだ。

地元の南城市出身で、琉球大学農学部では発酵の研究をしていたというのだから、豆腐よう作りにはピッタリのキャリアといえる。大学の実験室では作り上げられていた豆腐ようの製造法を事業規模で確立し、どうやって商品として広く売れるようにするかが、瀬底さんの課題だった。そのために、大学の指導を得ながら、商品化を遂行していった。

「最も難しいのが紅麹の育て方でしたね」

本格的な豆腐ようを作るには、何といっても、麹と泡盛をうまく配合して、一定の品質に保たれた漬け汁を作らなくてはいけない。この漬け汁作りにも一週間はかかる。

だが、割に同じ状態を保てやすい黄麹に比べて、紅麹は温度や湿度などの環境の変化によって、とても変わりやすい。フラスコで小規模に作業している段階ならコントロールしやすいものの、量が増えてくるとどう変わるかの予測が難しい。

しかも、原料となる豆腐自体、品質が一定というわけではない。毎日、微妙に違った豆腐が来るし、豆腐は腐敗しやすいので、冬場の環境を空調によって作らなくてはいけない。

まず気を配らなくてはならないのが温度なのだ。

少しでも高すぎると、熟成がはやくなりすぎて、柔らかみはあっても、しっかりと旨みの出ないものになってしまう。一方で低すぎると、今度はちょうどいい柔らかさになってくれない。

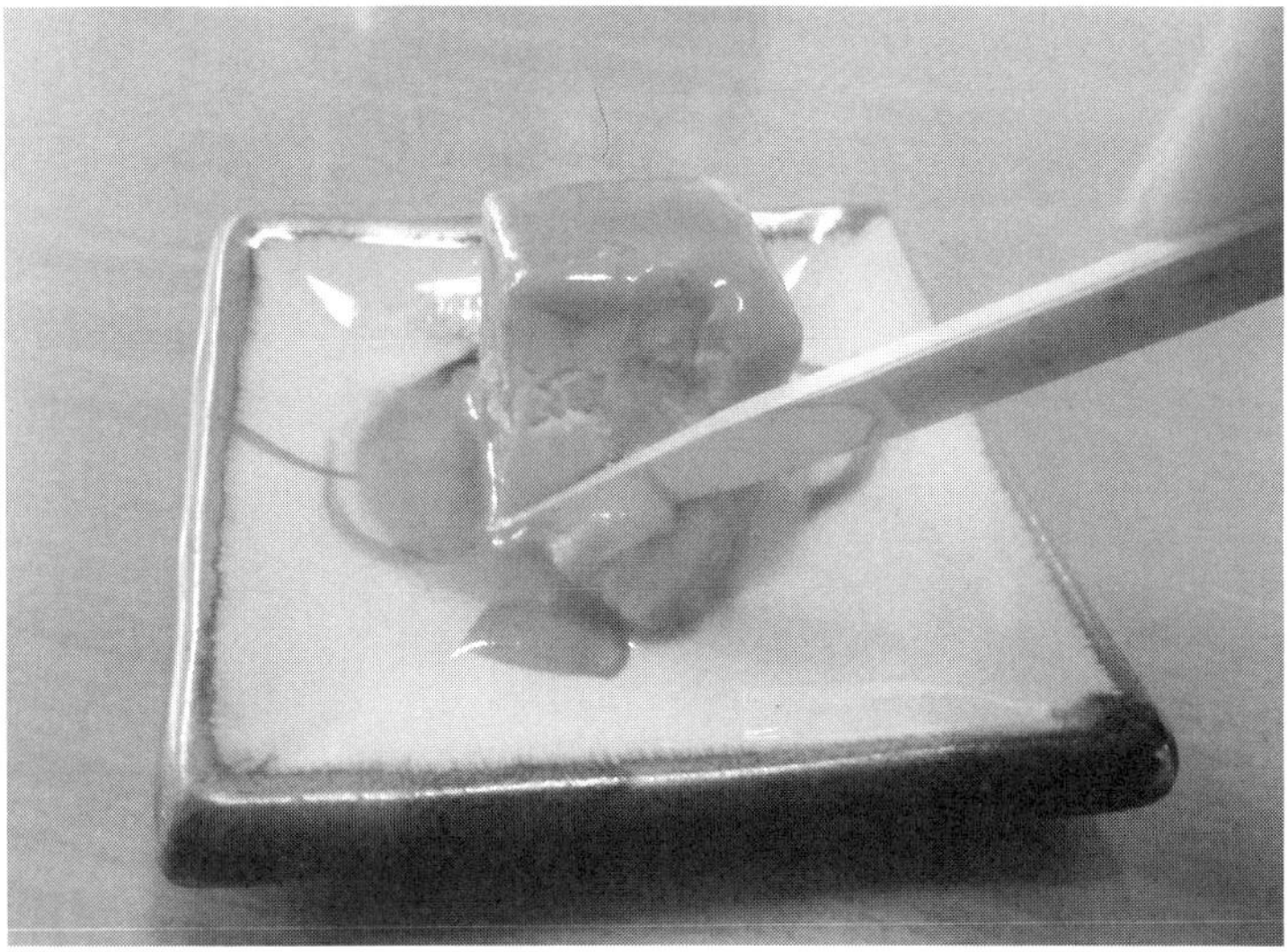

豆腐よう

それらも、じゃあ適正温度は何度、とは決められない。来た豆腐の状態によって、みんな違ってくる。瀬底さんによれば、

「私たちは、生き物を扱っているんです。豆腐も生き物なら、麹や、発酵に関わる微生物はみんな生き物。それを、とにかく同じ一定の条件にもっていく、無茶といえば無茶な仕事をしているのです」

こじんまりしたこの工場でさえ、思いもしない微生物の働きに苦しみつつ、ほぼ一定の仕上がりの豆腐ようを作り上げている。微生物を相手にした「醍醐（第五段階発酵物質）」

作りがいかにデリケートで、大工場での量産が楽ではないかが、この現場を見ただけで、よくわかる。

瀬底さんによれば、株式会社「紅濱」は、セメント会社が母体になっているらしい。経営を多角化するべく、豆腐ようの製造販売に着手したのだとか。

「沖縄でも、豆腐ようを知らない人が多かったくらいで、マーケットは小さかったですね。ただ、セメント会社が変わった事業を始めた、と新聞などのマスコミが取り上げてくれて、少しずつ知られるようになっていきました」

強い追い風になったのが2001年の朝の連続ドラマ『ちゅらさん』。

あの番組がキッカケとなって沖縄ブームが大ブレイクして、日本全国、どこでも沖縄物産展が開かれるようになった。

そこで、沖縄を代表する発酵食品として、豆腐ようは欠かせない売れ筋商品になっていったのだ。

「食べ方さえわかっていただければ、味はやや独特でも、皆さん、案外、抵抗なく食べていただけるようになりましたね。もともと日本には漬物文化が根強くあったで

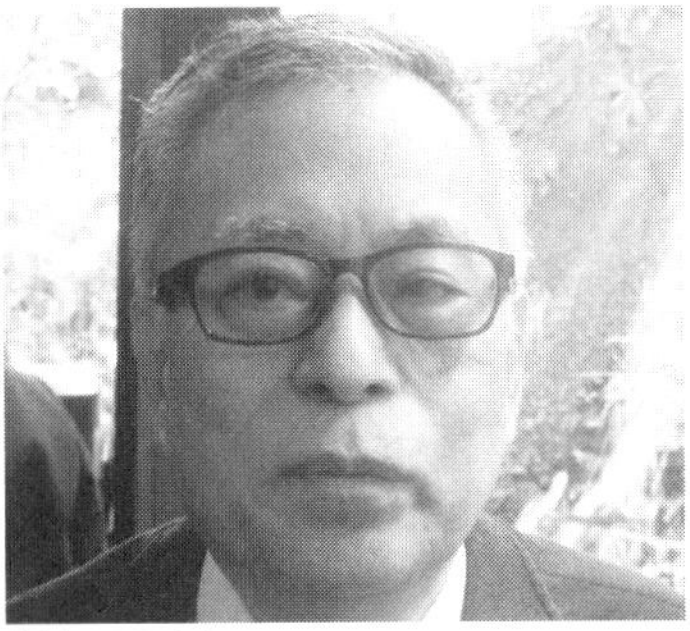
瀬底 正康さん

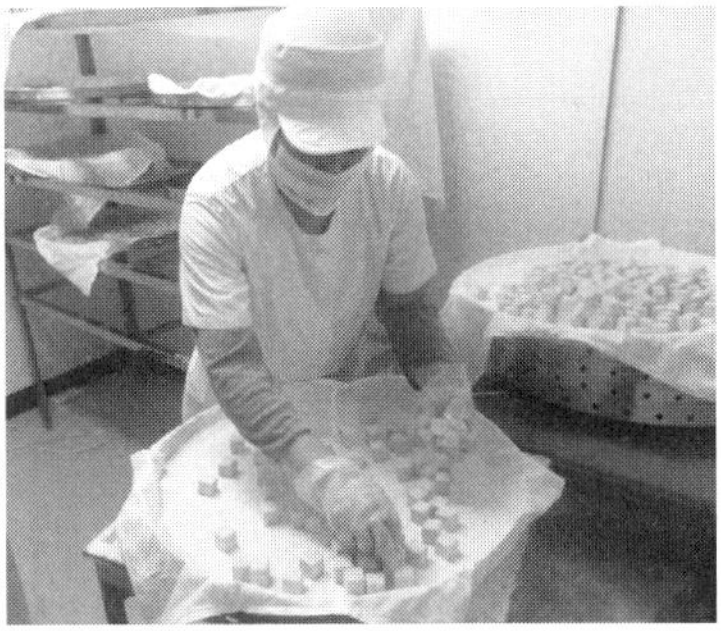
豆腐は小さく切った上で作業がおこなわれる

しょう。奈良漬けが食べられるのなら、豆腐ようだって大丈夫」

沢庵や味噌漬けがおいしいので知られる新潟あたりでも大好評だったらしい。

県内と県外の販売数の比率は7：3くらいらしいが、観光客が県外にお土産として持っていくのも多いために、全体としてはほぼ半々くらいかもしれない。

「でも、私たちは味も製法も県外用だからといって、基本的には変えません。本当の豆腐ようを食べていただきたい」

と瀬底さん。ただ、バラエティを付ける意味で、赤だけでなく、白い豆腐ようが作れないか、などとチャレンジは続けている。

食べ方については、作っている側以上に消費者の方が、トーストにバター代わりに塗って食べたり、すりつぶしてパスタの素材に使ったり、自由に工夫しているらしい。

「一週間や二週間で出来るものではないので、お客さんにお待ちいただくことも多いし、相手は生き物なので、最後は神頼みみたいなところもあります。気苦労の多い仕事です」

なるほど、「醍醐（第五段階発酵物質）」を生み出すのもまた、「神頼み」のところが大いにあるのかもしれない。

ぬかみそだき

福岡のJR小倉駅から歩いてほど近いところに、旦過市場というところがある。アーケードになった中に、魚屋さんから八百屋さん、肉屋さんなど200あまりの店が細い路地に続いていて、東京の人間ならば「屋根のついた上野アメ横」といった風情だろうか。

昭和の匂いがプンプンするところだ。

そこで目立つのが、地元名物「ぬかみそだき」を売っている店。素材はサバかイワシ。

さっそく「サバのぬかみそだき」を買って食べてみると、これはさすがに「ふぐの卵巣のぬか漬け」や「豆腐よう」のような独特のクセはほぼない。

どちらかといえば、大衆食堂によくあるサバの味噌煮に近いかもしれない。

「ぬかだき」というくらいだから、ナスやキュウリのぬか漬けをイメージすると、ちょっと違う。どうやらぬかだけでなく、素材に合わせてある程度の味付けがほどこされている感じ。いわゆるぬかみそくささもほぼない。

発酵食品に、強烈な香りとユニークな食感を期待される向きには、あまりにも刺激の少ない食べ物かもしれない。

だいたい素材である魚自体は、別に魚醤のように発酵しているわけではないのだ。「醍醐（第五段階発酵物質）」が含まれているかもしれないものは、魚ではなくて、ぬかの方なのだから。

日本全国に「ぬか床」を使う食文化はある。米ぬかに塩や水を混ぜて、木桶や壺に入れて発酵させる、そこに唐辛子や山椒、しょうがなども加えて味を調え、漬けこんだ野菜や昆布などの醸し出すエキスによって、また醸し出す風味は重厚感を増し、丁寧に使われたぬか床は、年を経れば経るほど、得もいわれぬ風味と、人体にある「ぬか床」である腸を整えてくれる発酵物質を生み出してくれる。

小倉一帯で、なぜ魚を使った「ぬかみそだき」がよく食べられるようになったか、ははっきりわかっていない。江戸時代初期に、保存の効きにくい青魚を保存食にするために考案されたともいい、地元の特産品として珍重されたからだともいわれる。

何にせよ、海の幸が豊富な土地柄だからこそ、青魚とぬか床のコラボという発想が生まれたのだろう。

また、この地域では、「ぬか床」に対するこだわりが非常に強かったのも、それが生まれた大きな要因だといえる。今でも、100年以上続く先祖代々の「ぬか床」、いわゆる「百年床」を持つ家庭は珍しくない土地柄で、一日に一度は手で全体をかき混ぜて、しっかり空気を入れる作業をやっている家もある。

もちろん米こうじや塩、水などをつぎ足しつつ年を重ねていくのだが、大根の葉っぱ、白菜、キュウリ、ニンジン、昆布をはじめ、いろいろなものが溶けて、発酵していく。木桶は、水分を吸収するために、余分な水分をぬかから抜き取るにはとても都合のいい容器となるらしい。

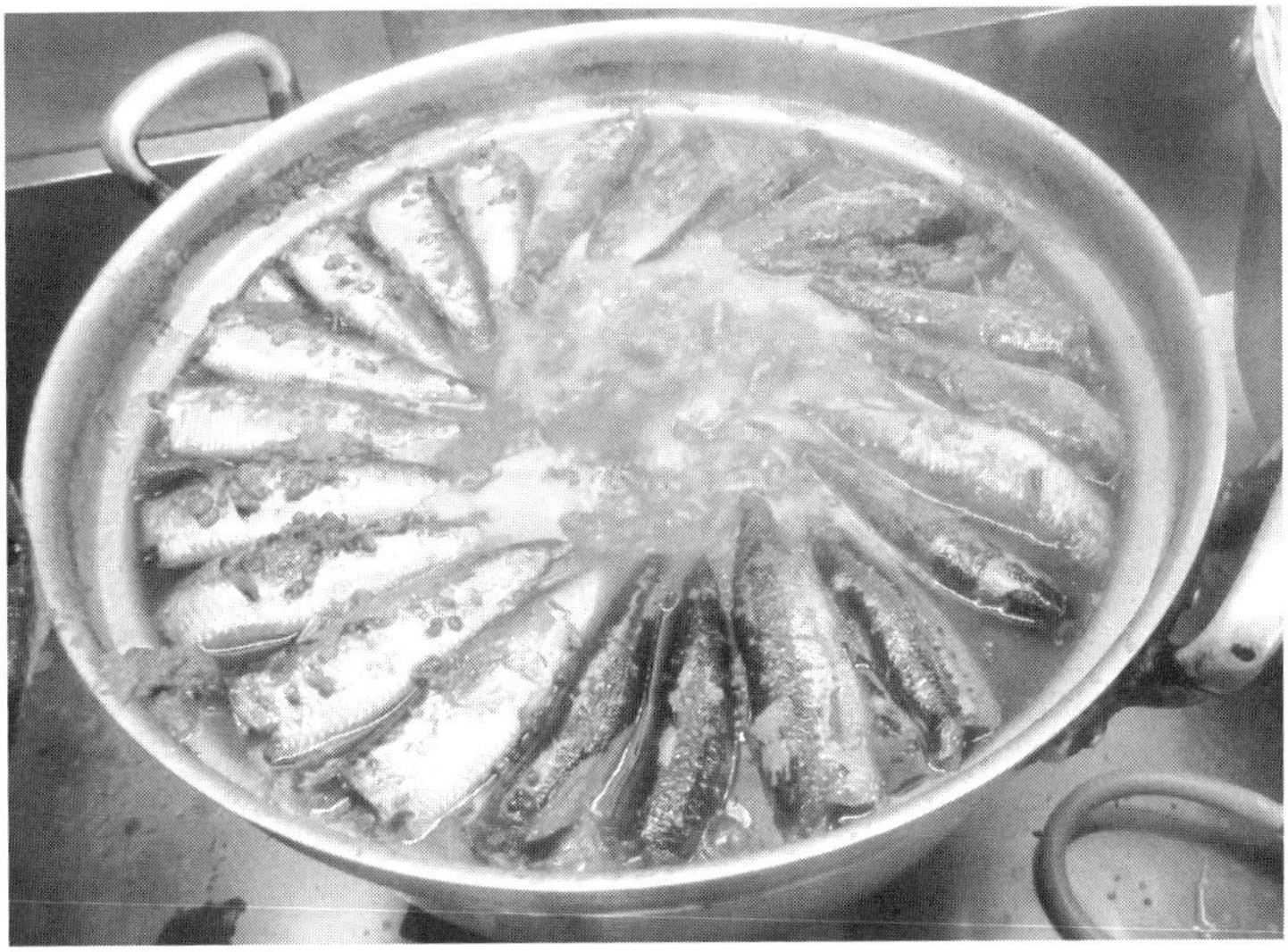

魚はこうしてぬかだきされる

旦過市場にも店を持ち、福岡・天神のデパート岩田屋の食品売り場でも「ぬかみそだき」を売っているのが「ぬかみそだきのふじた」。

その生産現場が同じ北九州市の門司にあるので、うかがってみる。小倉と門司はJRの普通電車でも6分くらい。いわば隣町だ。

生産現場といっても、商店街の一角に、ごく普通の店舗のように「ぬかみそだき」が売られていて、その奥の部分で商品が作られている。「工場」ではなく、「厨房」だ。

まず、素材である魚を食べやすい大きさにカットして、それを茹でる。

出たアクはまめにとっていき、30分くらい。湯が沸騰したところで、醤油、砂糖、酒、みりんなどの調味料を入れて味を調え、その後、適量のぬかを入れる。

それからだいたい7時間程度、中火よりやや弱めくらいで炊き込む。ガスコンロの上の大鍋には、ずらりと炊き込み中のぬかみそだきが並び、

「夏場には50℃超えます」

と製造担当の常務・藤田晃至さん。

やはり大事なのが、「ぬか床」なのだ。「ふじた」では、若松にあった100年以上たっているぬか床のぬかを一部譲り受けて、それをベースにしたぬかを使っているらしい。

そもそも旦過市場で店を出しているようなところは、そうやって、昔からあるぬか床のぬかをもとにしている。さすが「ぬか床の本場」。

伝統のタレを継ぎ足し継ぎ足し作るうなぎ屋や佃煮屋と同じ原理だ。以前、東京・佃島の佃煮屋さんに取材した際、「もし地震や火事があったら、まず何を持って逃げますか？」と聞いて、即座に「タレです」と答えられたのを思い出した。

ならば、北九州のぬかみそだき屋さんは、当然、ぬか床を抱えて逃げることになるのだろう。

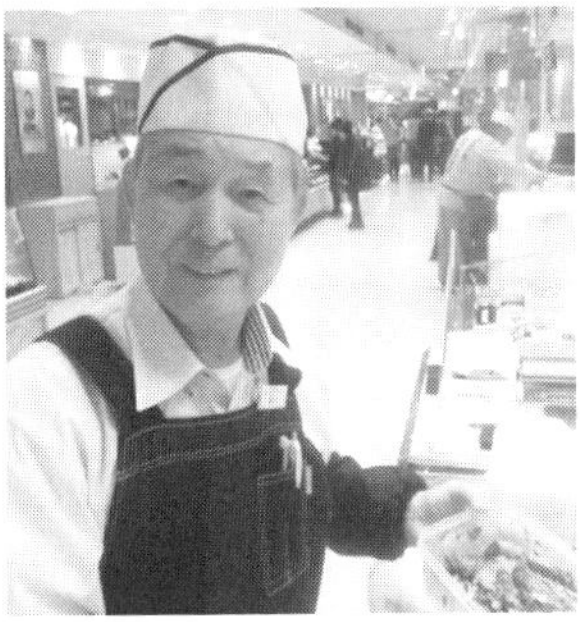
藤田 浩三さん

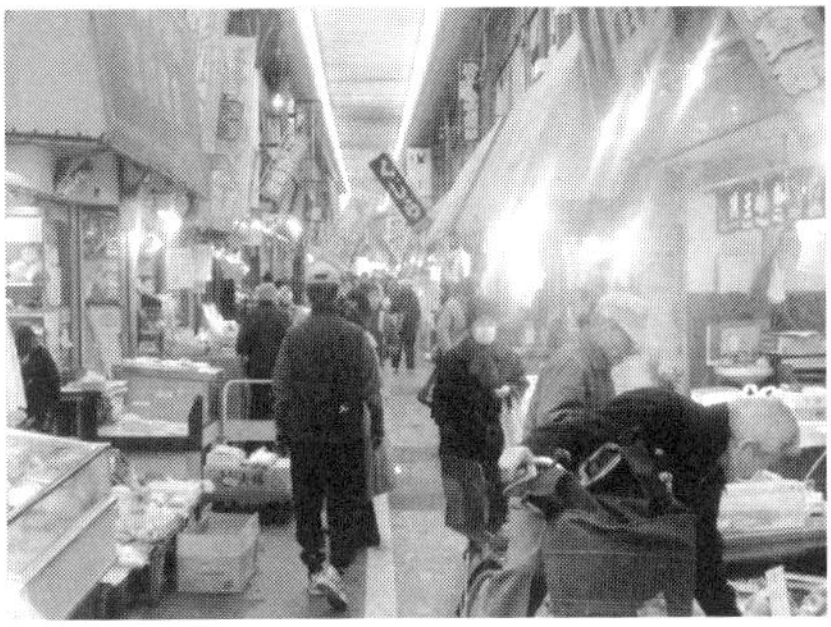

「ふじた」社長の藤田浩三さんが、岩田屋の店舗でぬかみそだきを対面販売している最中だったので、伺って話を聞いてみる

もとは和食の料理人だった藤田さんが、会社を立ち上げたのが55歳の時。今から15年ほど前のことだ。それからは、地元名物の「ぬか床」を使って、どんな新しい商品が作れるか、ずっとトライし続けている。

「ぬか床は、だいたい毎日、手で混ぜて撹拌させるのが常識でしょ。でも、その常識を破って、撹拌させせないぬかが使えないか、と考えているわけです」

実際試してもみた。最初はとても臭かったのが、半年したら匂いもしなくなり、なめてみるとそれなりにいい味になっている。サラダのドレッシングにするなり、いい方法があるのではないか、と藤田さんは商品化を狙っている。

「食べぬかも、ありだと思うのです」

乳酸菌や酵母がたっぷりのぬか床で出来上がるぬか自身にも、体にいい物質がたくさん含まれている。ならは、サバやイワシに加えるのではなく、ぬかを食べてしまう、という発想があってもいいのではないか？　と藤田さんは語るのだ。

栄養価を高め、味にも深みを加えるために、ぬかみそだきで使う魚を細かくほぐしてぬかの中に入れたりもしてみたそうだ。脇役だったぬかを主役に変える試み。

「思いついたキッカケは東日本大震災でした。震災などの災害用の非常食として、栄養満点のぬかをそのまま食べられるようにしたら、とてもいいじゃないですか」

食べるだけではなく、調味料としても使えるだろう、また「食べぬかの缶詰」があってもいいのではないか、と藤田さん。

「ぬか床が北九州に定着したのは、江戸時代より前、ともいわれています。小倉の八坂神社では400年以上前からぬか床を持っていた記録もある」

その「ぬか床文化」を全国に広め、ぜひ非常食としての「食べぬか」も浸透させて、世の中のお役に立ちたい、ともいう。

あゆうるか

本来は「アユの塩辛」として、1〜2週間でも発酵させて食べられる「あゆうるか」を、時間をかけて熟成し、2年モノ、3年モノにもしている料理屋さんが、大分県日田市にあるという。

あるいはそれだけ時間をかければ、「醍醐（第五段階発酵物質）」にもなり得るのではないかと思い、そのお店を訪ねてみることにした。

JR久大本線日田駅から徒歩10分ほどの『春光園』。目の前に三隈川が流れ、『春光園』では、この川でとれる天然アユの料理が大人気なのだ。

ご主人の後藤功一さんにお会いすると、さっそく「あゆうるか」に関する解説が始まった。

「あゆうるかで、よく食べられるのは、アユの身とワタの部分を骨ごと全部ミンチにした身うるかと、ワタの部分を漬けこんだ苦うるか、アユの白子やタマゴを塩漬けにした子うるかですが、日田では、身うるかが中心です」

アユは春からでもとれないわけではないが、まだ大きくはなりきっていないし、水気が多く、うるかにするとベチャベチャになってしまうらしい。

一方、秋になると、今度は骨が固くなっていて、ミンチにしても残ってしまったりする。

「やはり6月あたりからのアユが若鮎の香りがして、骨も柔らかくて、塩焼きにしても、うるかにしてもおいしいですね」

シーズンには、1日20~30キロくらいは仕入れるアユは、形のいいものなら塩焼きに、そうでもないものはうるかに、とまず分別する。とはいっても、多くは塩焼きの方で、うるかにするのは全体の1割足らずだ。

ちなみに、うるかを作る場合、必ず素材になるアユは朝にとれたものを使う。昼間になると、アユはたくさんのエサを食べてしまう。つまりそれが消化されて、ウンチが生産されてしまうためだ。身うるかの場合、腹にウンチが残ったままミンチしたら雑味が出てくる。

もっとも『春光園』では、どんな場合でも、あらかじめお腹を開いて、それが残らないように、きれいに掃除した上で調理するとか。

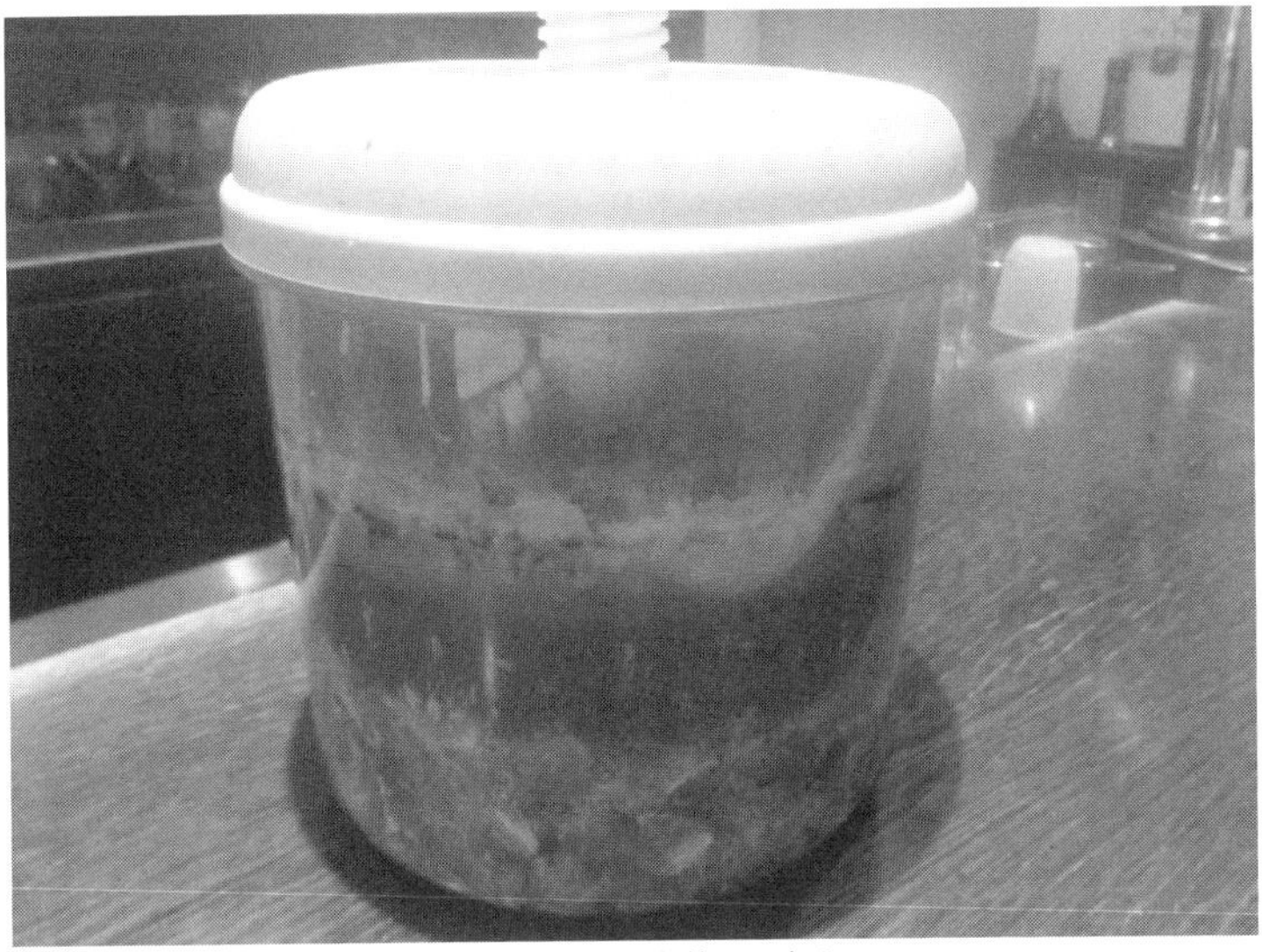
あゆうるかは長期熟成して魚醤の原料としても使用できる。

うるかにする分は、まずはミンチにして、昔ならば、夏場なら塩はたっぷり、重さにして全体の15％くらい入れて発酵させていたという。これなら冷蔵庫に入れなくても腐敗しないのだそうだ。

しかし、今は冷蔵庫も使って塩は10％足らず。しかもまず5％入れて、また翌日5％入れる。これもやはり「塩分控えめ」の影響もあるが、塩分が少ない方が、アミノ酸の分解が進んで旨味が出やすいらしい。もっとも、塩の殺菌効果が大事なので、極端に減らしたりはできない。

そして、この塩に関して、後藤さんは強いこだわりを持っている。

「日本全国のいろいろな塩を試してみました。沖縄の塩などはなかなかよかったのですが、どうも味にトゲがあった」

それで最終的に、今使っているのが「地中海・シチリア島の海水塩」。えもいわれぬマイルドさが、最もうるかの食感に合ったのだという。

まず、塩と混ぜ合わせたアユミンチは、タッパーに入れられて、冷蔵庫で保存する。最初のうちは、日に20〜30回、一回につき5分くらいは攪拌をする。乳酸発酵している最中、酸素を供給してあげないと腐敗菌が活動する可能性があるのだ。それですこしずつ柔らかくなっていったら、攪拌は1日10回くらいに減らしていく。

1週間もしたら、身もとけてくるために、うるかとして食べても問題はない。

『春光園』では、うるかを使っての自慢のメニューも他にもある。

まず「切り身うるか」。これはアユの切り身をサイコロ状に切って、外側はうるかとして発酵させ、中側は身が残るように作る。アユのおいしさをダブルで楽しんでもらおうというわけだ。

「うるか煮」も、自信の逸品だ。発酵が進んだ中で出る汁は、魚醤の原料として使える。

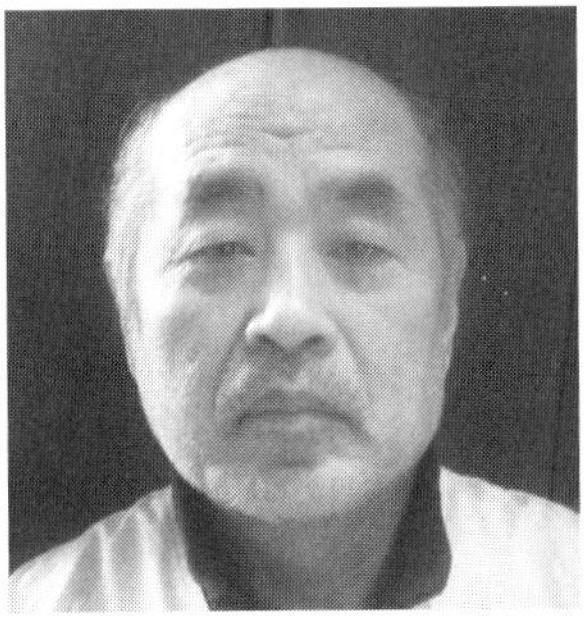

「春光園」主人・後藤 功一さん

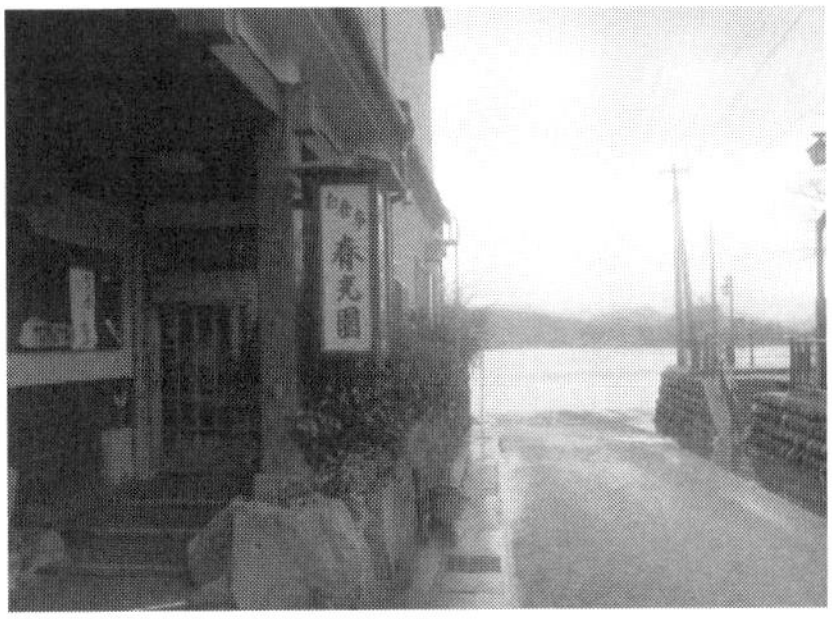

三隈川に面して建つ「春光園」

こちらもしっかり1年以上はかけてできた出汁を漉していって、魚醤にする。乳酸菌たっぷりの、腸にいい調味料だ。

それをたとえばサトイモやナスなどにからめて煮ると、とてもおいしい。これが熟成期間の短いうるかを使うと、煮るとつみれ状になってしまうとか。

ただし、1年も熟成させるような店は、『春光園』以外、なかなかないらしい。

どうもグルメ情報のようになってしまった。肝心の発酵の話に戻らなくてはいけない。

「うるか煮」に使うくらいまでうるかの発酵が進むと、うまみ成分が増していく。おそらく発酵の第三段階から第四段階には達しているのだろう。後藤さんによれば「これが3年くらいすると、ブルーチーズみたいになります。ここまでくると、特に好きなお客さんだけにお出しするんですが」

「ブルーチーズ」となれば第四段階までは確実に来ている証だ。あるいは熟成が進み、第五段階に達しているケースもありうるかもしれない。

さっそく冷蔵庫の中から、タッパーを出していただき、三年モノのあゆうるかを食す。

作って1、2週間のモノと比較して、どちらがおいしいかを判定するのは難しい。私たちにとっては、1、2週間の方が、気軽にスーパーでも手に入りそうな、馴染みやすい味に近いからだ。誰が食べても、そこそこおいしいと感じられる味。

三年モノは、どうもそうではない。妙に味が濃くなって、「いちげんさん」を受け付けないような距離感がある。

これ、普通のチーズとブルーチーズとの違いにも共通するかもしれない。「ふぐの卵巣のぬか漬け」にせよ、「豆腐よう」にせよ、だいたいこうした発酵食品には「いちげんさんお断り」的な、クセのあるものが多い。

「いかに水分をとっていくかで、とても苦労しますよ」

と後藤さんが語る通り、水分には腐敗を招く危険性があり、身を残しつつ、水気を絞って、また保存を繰り返す、のいささか面倒な作業を飽きずに続けなくてはならないそうだ。

以上、山中氏のレポート、どうでしたか？

ここで取り上げた４つの発酵食品をみても、別に人間が意図して発酵レベルを上げていったというよりも、よりおいしく、風味豊かなものにしようとしていくうちに、気がついたら第五段階あたりまで来てしまった、といったものばかりですね。

しかも、なかなか大量にはできないからこそ、おいしいものが出来る、と聞かされると、また「醍醐（第五段階発酵物質）」の大量生産が難しい話とつながってきますね。どうも、こうしたものは、手作業でやれる範囲の量でなくては、うまく人力ではコントロールできないのかもしれません。

第四章

「醍醐（第五段階発酵物質）」は、漢方薬と組んで「万能の薬」に近づく!?

私の言っている「第五段階発酵物質」とはどんなものか、ご理解いただけましたでしょうか？

いや、やはり難しいかもしれませんね。どの物質とどの物質が融合してできた、とか、この物質の分量はこれだけ、などと明快な物質名も数字も提示できないですから。

そんなエビデンス（根拠）のないものの存在なんて信じられるか、とまだ多くの方にご納得いただけないかもしれません。

しかも、その「醍醐（第五段階発酵物質）」が仮にあるとして、実際に体にどのようなプラスをもたらすのがよくわからない、とお考えの方もいるでしょう。

どうやら「治るがん」の症状を改善してくれる可能性はあるらしいが、それ以外の効能は、いったいどんなところなのか？

「大般涅槃経」にあるように、「万病に効く」ものなのか？

私なりの結論を言ってしまえば、腸で腸内フローラによって作られる「第五段階発酵物質」と、外側から摂取されたそれが、ともにうまく融合するなら、人間の心身のバランスはよりよい状態に保たれ、病気にも侵されない体質になるのではないか、と考えております。

ですが、では「万能の薬」として機能するかといえば、残念ながら、私は否定的です。

「醍醐(第五段階発酵物質)」は「特効薬」ではない

ヒドラやヒトデのように、腸管だけで生きている腔腸動物については、前でも少し触れています。

たとえ彼らであってもミジンコを取って食べ過ぎたりとかして、体の栄養バランスが崩れることはあるかもしれません。糖代謝がスムーズにいかずに糖尿病的な症状が起きる可能性はないとはいいきれません。

ただ、こうした腔腸動物の病気なら、私は「醍醐(第五段階発酵物質)」の働きで、糖の量も調節することで、ほぼ治しえるとみています。

すでに腸管を持ち、そこに生息する微生物によって第五段階発酵物質を作り得る上に、構造が単純で、まだ別の臓器が出来上がってはいないため、他の力を借りなくても、バランスは整えられるのです。

これがずっと進化して複雑化した人間の体では、なかなかそうもいきません。各部位の役割は極度に細分化され、体内の糖分の調節でも、すい臓から分泌されるインシュリンが血糖値を安定させています。

さらにいうなら、インシュリンだけでなく、体内に有効な物質を行きわたらせる血液や血管自体が、動物の進化とともに複雑化の度合いを増していったのです。

おそらく第五段階発酵物質だけでは、脳梗塞、脳出血といった「血の道」に生じる疾患には対応できないのではないか、と私は思っています。循環器の疾患でいえば、心臓を中心とした心筋梗塞なども守備範囲外なのではないでしょうか。

そもそも腔腸動物は、まだ消化器系も循環器系もほぼ未分化だからこそ、第五段階発酵物質さえあれば、「万病」の病に関して改善させていくのは可能なのです。異化(がん化)した細胞をもとに戻す、といったような、「ぬか床」である腸が腐った状態から生じる様々な疾患については有効ですし、糖分の調節も可能でしょう。腔腸動物にとっては、ほぼ万能といっていい。

でも、現代人の死因の多くを占める「血の道の病」については、「醍醐(第五段階発酵物質)」がそう大きな効果を発揮するとは考えられません。

最終的には、すべてを治しうる特効薬なんてあるわけがない。

人間はいつかは必ず死ぬようにできていますし、不老長寿の薬なんてできたら、ただでさえ人が増えすぎて困っている地球上が、ますます人口過剰になってしまいます。

「醍醐(第五段階発酵物質)」にも、過度な期待をかけてはいけません。

しかし、腸の「ぬか床」の腐敗を防いでくれ、第三段階発酵物質の酒のように善玉菌でも悪玉菌でも殺すのではなく、第四段階の酢のようにアレルギーが起きたりする副作用もないのですから、これだけ体にやさしい成分はありません。

そして少なくとも、糖尿病やある種のがんの治療には生かせるのはわかっていますし、「ぬか床」の正常な発酵を促進するために、アトピーをはじめとしたアレルギー症状を緩和し、新陳代謝を促進して、「アンチエージング物質」エクオールの生成を促してくれます。

要は、使いようなのです。

「醍醐（第五段階発酵物質）」にはコラボが必要

それに、「醍醐（第五段階発酵物質）」は、それ以外のものと一緒に使う、今ふうにいうならコラボして利用すると、非常によい効果が生まれます。

たとえば塩分です。

前の章でとりあげた「ふぐの卵巣のぬか漬け」でも、毒素を消すために、「ぬか床」のぬかを使う前にまず塩漬けにします。いい漬物を作ってくれる「ぬか床」もまた、適度な塩加減がとても大事なのです。塩は腐敗菌の活動を阻止してくれるだけでなく、細胞を健康な状態に保ったり、消化吸収に必要な物質を生成したり、とにかく様々なところで、人間の生命維持のために役立っているのです。塩分が低下したら、死んでしまうこともある。

アフリカの森に住む象が、わざわざ舐めるための塩を求めて、巨大な洞窟を掘り進んでいく、などといったエピソードもよく知られていますね。

これは野生の世界では海岸線以外の平地ですと、なかなか塩分は摂れないためと、肉食動物のように、食べた獲物から塩を補給することができないためなのです。

人間に限らず、すべての動物において塩分は欠かせません。

最近は「減塩」ばかりいわれて、なぜか塩が悪役のようになってしまいましたが、すべては「適量」なのです。日光浴の紫外線にしても、浴びすぎると確かに体にはよくありません。

ですが、適度な紫外線を浴びればビタミンD、別名「サンシャインビタミン」が体に生成されます。

このビタミンDは骨を作る根本になるカルシウムの吸収を助ける栄養素です。だから、歯や骨を強くしようとしたら、日光浴をした方がいい。北欧の人たちなどは、つとめて日光浴をして、サンシャインビタミンを生み出す努力をしているくらいです。

塩だって、摂りすぎるから血管が傷むのであって、適量をうまく第五段階発酵物質と合わせて使えば、より腸のバランスは整うのです。

私も以前、試しに、第五段階まで発酵している可能性が高い物質を「ぬか床」に混ぜて実験したことがあります。すると、腐りはしないものの、表面に黄色いカビが生えて、発酵のスピードは弱まっていきました。が、そこに塩も混ぜると、また熟成は進んでいったのです。

塩が余分な水分を抜き、腐敗菌の活動をストップさせたからでしょう。

抜群の漢方薬との相性

塩分以上に、第五段階発酵物質の弱点を補ってくれるものが「漢方薬」です。前に、漢方薬とは、基本的にお腹の水分を整え、血流をサラサラにし、温度調節をする三種類の働きしかない、とも言いましたね。

お腹自体に必要な要素がつまりはその三つで、これらが整っていれば、善玉菌が優位にあり、悪玉菌はお腹の隅で小さくなっているような、健康状態が維持できます。自然に腸という「ぬか床」の発酵活動も活発になって、基底顆粒細胞も刺激してくれる第五段階発酵物質がたくさん生成される状態になる。

そうすればリンパ球の働きを促進する細胞も活性化されて行き、おのずと免疫力がアップされてもいきます。

体の新陳代謝も進むので、年が取りにくく、体脂肪もたまりにくい体質になります。

こうした土壌ができたところに、外からの第五段階発酵物質がさらに加われば、その相乗効果によって、腸はさらに元気づき、善玉菌の働きも増していくのではないでしょうか。

逆に考えれば、いくら外から第五段階発酵物質を取り入れても、自分の腸のレベルが低かったら、あまり役には立たないのかもしれません。

私は、この漢方薬と、外から取り入れた第五段階発酵物質のコラボが、現時点で考えうる、最も体に無理なく心身のバランスをとってくれる最良の「薬品」だと思っています。

仮に、雪山で遭難しても、「醍醐（第五段階発酵物質）」だけでは、助けられません。体温の低下を防ぐには、朝鮮人参のような、体を温めてくれる生薬が必要になります。

水分調整の機能も、第五段階発酵物質にも、いくらかはあるものの、腔腸動物レベルならともかく、人間ほど大きく複雑になれば、漢方薬に頼るべきでしょう。

まして、血液をサラサラにして血流を良くする機能は、全面的に漢方薬に任せるしかありません。

また私の好きな野球をたとえ話に使わせてください。

どんなに球の速いピッチャーでも、コントロールが悪かったら、試合では安心して使えません。またコントロールがよくても球速が遅ければ、やはりバッターに打たれる危険性は高くなります。

ですから、この二つの要素がどちらも揃っていてこそ、「名投手」なのです。

「醍醐（第五段階発酵物質）」と漢方薬もまた、健康な腸、ひいては健康な心身を生む両輪なのではないか？　それぞれが単独では「1」の効果しかあげられないものが、両方がうまく合体すれば「5」にも「10」にもなるのではないか？

ずっと体の中の「ぬか床」の発酵で作られる「醍醐（第五段階発酵物質）」と、体の外で作られたそれとがある、と語ってきました。

私は、漢方薬は「ぬか床」の働きを促進して「内なる醍醐」を作りやすくするとともに、摂取した「外なる醍醐」が動きやすくなる環境づくりもしてくれる、とみています。

腸内フローラとの関係でいっても、抗生物質や抗がん剤が善玉菌も悪玉菌も見境なく殺すのに対して、漢方薬は生きて、活動している菌は殺さず、そのままその人の体にメリットのある形で生かそうとします。

私自身が東洋医学の医師だから、特に漢方薬を「ヒイキ」にしている、とお考えの向きもあるかもしれません。でも、漢方薬が生まれるまでの歴史を知っていただければ、たぶん、その奥深さはわかっていただけるでしょう。

漢方の医学は、中国での何千年にも及ぶ歴史の中で、いわば「人体実験」を繰り返して、より体にいい治療法や薬を見極めてきました。

今から3千年以上前は、中国でも、たとえば風邪にかかったら風邪薬を、頭痛には頭痛薬を、といった、症状に合わせて薬を処方する、今の西洋医学と同じ「対症療法」が主流だったそうです。

でも、それではどうしてもよくならない病気が多すぎる。そこで、何百年もの議論が重ねられた末、症状よりも、まず体質改善を目指し、体全体のバランスをよくすることで健康な状態を取り戻す「対証療法」に変わっていったといわれています。

どんな物質が結び合って出来るのか、どうもはっきりとはしない。ただ、存在だけは確実にあって、腸で作られて体全体に送られていく。そんな「醍醐（第五段階発酵物質）」は、やはり、細かい数字や成分にこだわる西洋医学よりも、「科学」では解明しきれない人体の神秘と向かい合う東洋医学の方が、より相性がいいのかもしれません。

「醍醐（第五段階発酵物質）」は東洋医学でこそ生きる

東洋医学と「醍醐（第五段階発酵物）」の相性の良さを思わせる要因は、他にもあります。

それは、人の腸内で生まれる第五段階発酵物質は、個人個人でみんな違う、ということです。そもそもそれを作る腸内フローラの構成自体がみんな別々なのですから。

進歩する最近の医学の中でも、特に研究が進んでいるのが遺伝子の分野です。

腸内細菌と遺伝子とのつながりについても、かつてはほとんど解明されていませんでした。それが近年、研究によって腸内フローラのもつ遺伝子組成や生体機能が少しずつ明らかになったために、人間のもつ腸内細菌の種類、構成についても次々と新しい発見がされるようになっています。

そこで、はっきりしたのは、人間はみんな腸の中に住む細菌類の種類や構成は違う、ということです。たとえ親子兄弟でも、一卵性双生児でも、同じ腸内フローラを持つ人はいない。

しかも基本となる腸内フローラの組成そのものは、幼少期に決まってから死ぬまで、変化しません。大人になってからの食生活などの変化で、善玉菌と悪玉菌の割合が変わったりはします。が、全体の構成要素はほぼ変わらないのです。

この、人によって腸内フローラの構成が異なる例としては、やはり前にも出てきたエクオールがあげられるでしょう。

骨粗しょう症や更年期障害を予防する効果のある「アンチエージング物質」として近年、ことに注目を集めているのですが、大豆イソフラボンをもとにこのエクオールを生成しようとするには、腸内細菌の働きが欠かせません。しかし、それが出来る腸内細菌を持っているのは、日本人のおよそ半分だけなのです。

いや、持っていないからといって、自分は老化が早いタイプ、とガッカリすることはありません。エクオールが作れる体質かどうかだけで、若さを維持できるかどうかが決まるわけではないのです。

要するに、それだけ人によって、腸内フローラの構成は違う、といいたいだけです。

そこが違えば、出来上がってくる「醍醐（第五段階発酵物）」が違ってこないはずはありません。

当然、こうしたことは、西洋医学の「科学的」な研究で明らかになっているわけです。東洋医学では、あまりそうした細かい研究は行いません。

ですが、いざ、「醍醐（第五段階発酵物質）」の存在を認めて、その力を利用して健康な心身を作ろうとすると、どうも東洋医学の方が合っている気がしてなりません。

なぜそういえるのか、やや長くなってしまいますが、西洋医学にはどんな特徴があって、東洋医学とはどう違うか、から語っていきたいと思います。

西洋医学は、人間の体の各部位を、あまりよくない言い方をすれば「部品」のように見立てて、その部品が組み立てられた集合体として人体がある、といった考え方でなりたっているのですね。

だからこそ、臓器移植の発想もうまれるのです。

私は別に西洋医学を全面的に否定はしません。病原菌や抗生物質などの発見、開発によって、どれだけ多くの人命が救われたかわからないし、救急医療においては、西洋医学の東洋医学に対する優位性は揺るぎません。交通事故で死にかけた患者さんを、漢方薬では治しきれない。

ですが、「脳死」と判定された人間の臓器を取り出して、他人に、まるで機械の部品のように移植するような行為にはついていけません。

話はやや逸れますが、臓器移植が行われると、もらった人間は、そのドナーの性格をそのまま引き継ぐケースがよく見られるらしいです。たとえば心臓移植を受けた女性が、もともとはお酒なんか飲めない人だったのに、ドナーのビール好きまで移植されて、すっかりお酒が好きになってしまったり。

脳が死ねば、あとはそれにずっとコントロールされていた部品なんだから、他の部分はいろいろ切り刻んでもいい、とは私はとても割り切れない。人の「心」は脳ではなく、腸を中心とした体全体にあるのですから。

元来、西洋医学は人間の体を「均一」のものとして、心臓、肝臓、胃、腸、すい臓など、細分化した上で臓器それぞれの仕組みや役割を研究する傾向もあります。

だから、心臓については異常に詳しいのに、胃や腸についてはあまりわからない研究医、なんてヘンな人も出てくる。

こういう発想で臨床をすると、どうしても、患者のどこに「病巣」があるのかばかりに注意がいってしまいがちになります。心臓が悪いか、胃が悪いのか、さらには「病名」は何なのか?

「病名医療」の欠点と利点

「病名医療」という言葉はご存知でしょうか?

患者を治療する際、まずは診察と検査によって、その人の「病名」がいったい何かを特定するのに多くのエネルギーを注ぎ込み、「病名」が決まったら、それに沿った治療を行えばいい、とのやり方です。

もちろん、こういう考え方はあってもいい。医者にもいろいろなやり方はあって当たり前だし、自分の最善と思えるスタイルでやっていく自由はあるでしょう。

ですが、それが西洋医学の「科学的」な思考と合致し、病名治療こそが正しい医療のあり方、と押し付けられたとしたら、抵抗を感じる医師も少なくないでしょう。

ところが、明治以降の西洋医学至上主義が続く中で、それが医師の世界にあっても、また国までもが「病名医療」を当然のように受け入れてしまったのです。

おかげで、保険の点数も検査に厚く、診療には薄いシステムになってしまいました。検査の数値をみて、「はい、あなたは血糖値が高いから糖尿病」「尿酸値の高いあなたは痛風」と病名を特定していくわけです。

病院側も、検査をどんどんした方がおカネが入るので、最新の検査機器を次々と入れていきます。


患者の側も、この「病名医療」に慣らされていきました。医師に「疲れがたまったんでしょう」「一日寝れば治りますよ」といわれたくらいでは不安で仕方ありません。「軽い風邪ですね」と病名を特定されて、はじめてホッとするように。

病名が決まれば、もうこれで治療の方針もあらかた決まってしまいますし、処方する薬も決まります。風邪なら風邪薬、頭痛なら頭痛薬、といった具合に。ほぼ機械的に、「病名」と「治療薬」とが結びつきます。

人間の体には共通性が高くて、ある特定の病気には、それを処方すれば、どんな患者であっても一定の効果が望める薬がある、というのが西洋医学の基本的スタンスです。

だから、仮に、ある患者さんが「うつ病」だと診察されれば、医師は、その人の年齢や体質にはあまり関係なく、とりあえず20代の人にも、60代の人にも、同じ量の抗うつ剤を処方してしまったりすることがままあります。

危険だとは思いませんか？　これだけ年齢が離れた二人に、まったく同じ薬の量というのは。

でも、こういうやり方の方が手間はかからないし、医師、患者、病院や製薬会社にとってもみんな都合がいいのです。

製薬会社にとっては、同じ薬を量産した方が利益が見込めるし、病院側や医師側からしても、より効率的に診察できるので、短時間で数多くの患者をさばける。経営的に苦しい病院も多い中、「病名」を決めるための検査が増えるのもありがたい。

患者側にとっても、病名医療で機械的に薬がもらえる方が不安感が少ないだけでなく、どんな医師に当たっても、それほど大きな差が出ないメリットがあります。病名医療である限りは医師個人の技術、経験に依存する部分は少なくてすみますし。

特に大きな病院にいきなり行った患者は、どんな医師に当たるのかはわからない。経験豊富な人か新人か？　医療に使命感を抱く熱いタイプか、仕事と割り切るクールな人か。しかし、病名医療なら、そう大きく結果に違いは出ないために医師の「当たりはずれ」を心配する度合いが減ります。

効率的治療だから、診療代も安くつく。

一言でいうと、量販店でスーツを買うような、レディーメイドの医療なのです。

人の体はひとりひとり違う

さあ、ようやく話は「醍醐（第五段階発酵物質）」に戻ってきました。

ここまで読んでいただいた皆さんにはよくわかっていただけるように、「醍醐（第五段階発酵物質）」はレディーメイドには最も馴染みにくい存在なのです。

どの物質とどの物質をかけ合わせて発酵させれば作れるか、がまったくわかってはいないし、体の中にできる「内なる醍醐」も、発酵食品の中に含まれる「外なる醍醐」も、個々でみんな違う。まとめて一くくりにはできないのです。

人のお腹も、みんな別々なら、発酵食品を生む菌だって、別々。日本酒を作るとしても、甘口もあれば辛口もあるし、銘柄の違いもある。一本一本飲み比べれば。同じ銘柄でもごくごくわずかな違いがでてくるはずです。

水がほとんどいらないサボテンみたいな植物がある一方で、水だらけで生きるマングローブもある。

そうした、一つ一つが別物だ、ととらえる多様性を認めなければ、どうも「醍醐（第五段階発酵物質）」は語れないのです。

そこが、人間の体は個人個人でみんな違う、という前提でスタートしている東洋医学に通じる点でもあります。

仮に、心の病にかかり、「うつ」の症状が出ている患者さんがいるとします。西洋医学の精神科の医師なら、アメリカの精神医学会が規定したマニュアルにそって患者の症状をチェックし、適合する項目が多かったら「うつ病」と診断書を書いて、抗うつ剤を処方する、こうした「流れ作業」で処理されるのが一般的です。

東洋医学では、そうは簡単にはいきません。

私のやり方を例にとれば、「うつ」とみられる患者さんがやってきても、まず診るのはお腹です。いったいどの部分のバランスがおかしくなっているのか？　便秘なのか、冷えていいるのか、血流が悪いのか、水分がどこかに偏っているのか？

お腹に触れれば、腸内フローラの活動がうまくいって第五段階発酵物質がしっかり生成されているのか、うまくいっていないのかも、まずわかります。わざわざ私のところに来る患者さんですから、腸が正常に働いているケースはほとんどありませんが。

患者さんの兆候は人それぞれです。胆のうの下を押すと痛がったり、下腹部にやたらとくすぐったさを感じたり、盲腸に近いあたりを触ると痛みを感じたり。

その感触をもとに、どの漢方薬を処方していくかを決めます。

だからといって、一度出した薬が、すぐにピッタリと合うとは限らない。というより、多くは一度では無理で、何度か試行錯誤を重ねて、ようやくその患者さんの症状に合ったものにたどりつきます。

腸内環境を安定させて、「内なる醍醐」がまた作り出せる腸にするためには、そこまでやらざるを得ません。

オーダーメイドの医療

結局、東洋医学はオーダーメイドの医療なのです。

どこまでもマンツーマンで診療し、その患者さんの体質に合った漢方薬を見つけ出さなくてはならないのですから。

見つけるのは本当に楽ではありません。個々人の腸内環境が違うだけではなく、同じ患者さんでも、半年、1年と時間がたてば、腸内環境は変化していきます。この前、あの漢方薬が効いたから、と1年後に同じものを処方しても、ちっとも効かなかったりします。

こういう作業なので、東洋医学の医師は、どうしても熟練者とあまり経験のない者との差が激しくなってしまいます。

もしも、経験豊富で技術力も高い医師のもとで診察を受ければ、期待以上の結果が出ることもあります。私がそれに当てはまるかどうかはわかりませんが、少なくとも、「もうよくなる見込みはない」と精神科や心療内科で言われた多くの患者さんの症状を、腹診と漢方薬の投与で改善させてきました。

半面、技術も経験もない医師に当たったら、病名医療以下の結果にしかなりません。そのため、評判のいい医師にばかり患者が集まり、医師としても、患者一人ひとりにさく時間をどんどん短くせざるを得なくなっていきます。マンツーマンの東洋医学は、本来なら、西洋医学側より、ずっと長い時間を使って診察をしなくてはいけないのに。

私事ながら、平成25年にテレビ東京の『主治医が見つかる診療所』に出演して「腹診」をやった後から、突然、患者さんの数が増えて弱ってしまった記憶があります。

一日、午前午後合わせて100人以上になったら、とても落ち着いて診療はできません。それで予約制にしたのですが、いっこうに患者さんは減りません。もう70代ですし体も疲れるので、午前中だけの診療に変えてもらっても、だいたい午後1時か2時までかかる。このままじゃ体がもたないから、と、平成27年11月いっぱいで、勤めていた長崎・西諫早病院はやめることにしました。

こんなにいらっしゃってもらってありがたいな、と思うと同時に、なんとかあとをやってくれる人間を捜さないと、とも思っております。

私たちの仕事は、ちょうど家の合鍵を作るカギ屋さんに近いでしょうか。閉まったドアを開けるためにいろいろなカギを作っては試していき、合鍵にたどり着く。しかもどのカギも、厳密にいえば一つとして同じものはない。

植木屋さんにも似たところもあります。目先の花や葉っぱだけに目を向けないで、土壌の改善からはじめなければ根本的な治療にはならないという意味で。

どうも、そのへんが西洋医学の医師の立場とはだいぶ違ってくるのはやむを得ないです。

西洋医学においては、家のカギは一つですから、もし何かがあって壊れたら、前もって何個かまとめて作っておいて同じタイプのカギを使えばいい。

植木を育てるのでも、土壌ではなく、まず花や葉っぱだけに目を向けていればいい。

薬のあり方も、違います。

漢方には、西洋医学のアスピリンのように、単一成分から出来上がった薬はないし、「風邪薬」「頭痛薬」「鼻炎薬」といった、ある特定の病気だけを対象にした薬もありません。

漢方薬は、「生薬」であって、自然にあった草木など組み合わせて作るのです。化学的に一つの成分を抽出したりはしません。

何度か書いたように、その効能も、究極的には「水分調整」「血流サラサラ」「温度調整」の三つに尽きます。

例をあげれば、漢方薬の中で最もよく知られる「葛根湯」。多くの方が「風邪薬」と思われているでしょうが、実はちょっと違います。人間の体の表面部分の冷えによって起きる肩こりや腰痛などを、温めることで改善させる効果を持った薬です。つまり、体内の「温度調節」に大きな効果があるのです。それが風邪の引きはじめなどでも効くところから、いつの間にか、「風邪薬」のレッテルが張られてしまいました。

メーカーにとっても、その方が都合がいいのですね。「風邪なら葛根湯」と決めてもらって、どんどん葛根湯を使ってもらえるなら、大量生産がききますから。医師の方も、あまり考えないですむ。

私はこれを「病名漢方」と呼んでいます。

だが、実際にはそう簡単なものではない。たとえば喘息にしても、喉頭などの表面部分にトラブルがあれば葛根湯がいいかもしれないが、やや深い気管支なら柴胡剤（さいこざい）、もっと深い内臓部分の問題なら人参養栄湯を使った方がいいかもしれない、と選択肢はどんどん広がっていくのです。喘息なら喘息薬、とは短絡的にはいきません。

しかも、一人ひとりの症状はみんな違うので、処方する薬も違う。漢方薬も、一つの薬の中に様々な効果があるので、患者さんに合わせて薬を組み合わせていくと、もう何万通り、何十万通りの選択肢になってしまう。

私も、その処方に、ようやくある程度、自信がもてるようになるまで何年もかかりました。

どうしても最初は「病名漢方」になってしまうのです。風邪の症状が出ているから葛根湯でいいだろう、と。

そこから変わっていくのは大変でした。教えてくれる人もいなかったので、経験の積み重ねしかなかった。

モノづくりの職人さんと同じです。どんな患者さんのどの症状にはどの薬が合うのか、試行錯誤を繰り返して覚えていくしかない。

頭で記憶するのではありません。腹診を通して、患者さんのお腹からの情報を全身で受け取り、記憶するのです。

根腐れを治すためには土壌改善

改めて、言います。

人間の体の根っこ、つまり全体の根幹に当たる部分は腸である。その根っこの働きを活性化すれば心身のバランスはよくなって「健康」を維持できる。そして根っこを強化するためには、日々、それを支える土壌改善をしていかなくてはいけない、と。

土壌改善に、特効薬はありません。

つい最近まで、「塩麹がいい」と盛んにいわれていましたし、ヨーグルトがずっともてはやされてもいます。コーヒー浣腸がハヤった時期もあければ、他人の健康な便を移植する「便微生物移植」で腸内環境をいっぺんに変えよう、という動きも近年、盛んになっています。

ですが、短時間で状況を劇的に改善できる即効性のあるやり方なんてない、と私は実感しています。もし、植木が根腐れして、土壌が悪いから明日なおしてほしい、と頼まれたって植木屋さんは困るでしょう。

あくまでジョークですが、疲れが取れないので早急になんとかしてくれ、とか、痛みがヒドいんで一気になおしてくれ、といわれて100％要望に応えるとしたら覚せい剤か麻薬でも使うしかありません。

時間はかかる。しかし、今、私が考えうる、土壌を改善して腸の働きを活性化する最も的確な方法は、漢方薬で腸内環境を調節して腸内フローラを元気にし、「醍醐（第五段階発酵物質）」がたくさん腸内で生成できる体質になることです。もしも第五段階発酵物質の生産量が足りなければ、外から補充すればいい。発酵段階の進んだ発酵食品から摂取してもいいし、サプリメント、健康食品を利用する方法もある。

急いだってダメなんですよ。腸の根腐れを本気で治そうとしたら、10代の若い患者なら1年、50代なら5年は覚悟しなくてはいけない。土壌改善でも、土を耕したり、水分調節をしたり、手間がかかるでしょ。それと同じで、じっくりと問診や腹診をやり、漢方薬のブレンドもいろいろ試しながら正解を見つけていくのです。

体全体が、基底顆粒細胞から出るホルモンによってコントロールされている話も、前で触れていますね。

実は、その基底顆粒細胞とも漢方薬はとても相性がいいのです。即効性がないとされる漢方薬でも、ときには服用してすぐに効き目が出ることもあります。それはおそらく、腸管の上部にある基底顆粒細胞を刺激して、ホルモンが放出されているからだろう、とみられています。

鍼灸なども、全身の基底顆粒細胞を刺激してドーパミンが放出され、それで心身のバランスが整えられていると考えられますから、もとより、基底顆粒細胞と東洋医学はウマが合うようなのです。

漢方薬と腸内フローラの関係も、まさにもちつもたれつ。前に、腸内細菌のエサになった末、その廃棄物に薬効がある甘草(かんぞう)の話もしましたね。

漢方薬がうまく機能すれば、結果として、腸という「ぬか床」における発酵活動も進んで、乳酸菌生産物質がたくさん作られ、体の免疫力も高まる。第五段階まで達すれば、副作用もないのに異化(がん化)した細胞まで元の状態に復元できる力を持ちえます。

抗がん剤と比べてみてください。

一方は、当面の敵をたたきつぶすために、善玉菌も含めて、手当たり次第に菌を殺して、腸内環境が荒れ果てても仕方ない、といったもの。もう一方は、菌を殺すことなく、腸にも悪影響もなく、悪化した箇所だけをもとの状態に戻そうといったもの。

イソップの「北風と太陽」を連想しませんか？　旅人の上着を脱がそうとして、北風は力ずくで風を吹かせたが、旅人は必死で服をおさえて脱がず、太陽がサンサンの日光を送ったら、旅人は暑さのためにすぐに脱いでしまい、結果は、太陽の勝利だったという寓話です。

どうも、北風が抗がん剤で、太陽が第五段階発酵物質のような気がしてなりません。

「醍醐体質」を作ろう

「醍醐（第五段階発酵物質）」を十分に生成できる健康な腸内フローラを作るために、常に漢方薬が欠かせないわけではありません。あくまで、腸内バランスが乱れ、悪玉菌が優位になってしまった際に、そのバランスを正常に戻して腸内環境を整える役割を行っているのです。

また、サプリ、健康食品の助けがなく、たくさんの「内なる醍醐」が出来ていければ、それもまたよりよいわけです。

そこで、外からのフォローなしに「醍醐(第五段階発酵物質)」を自らの「ぬか床」である腸でしっかりと作り切れてしまうのを、仮に「醍醐体質」と名付けてみましょう。

この「醍醐体質」になるために、とても重要なのが、生まれてから離乳期に至るまでの腸内フローラの形成です。

まず赤ちゃんは、胎内で、無菌状態のまま成長します。ようやく産道を通る時に、母親からいろいろな菌をもらうのです。

できれば自然分娩がいい。帝王切開ですと産道を通らないので、赤ちゃんが受け取る菌の数や種類はとても少なくなってしまいます。もっといってしまえば、無菌状態で管理する病院よりも、たくさんの菌がある自宅での出産の方が本当はいい。

母乳とミルクなら、これも母乳の方がベターです。母乳ならばたくさんの菌と接触するのですが、消毒された哺乳瓶を通してミルクを飲むとしたら、どうしても菌との接触は少なくなります。

善玉菌、悪玉菌の区別なく、赤ちゃんは出来るだけ多くの菌と接触し、自分の体内にとりこめるようにした方がいいのです。

アトピーなどアレルギーに苦しむ子供とそうでない子供の生後1か月当時を比較すると、アトピーの子は腸内細菌の数と種類がとても少なかった、との調査結果もあります。

腸内細菌の多さがなくては、「醍醐体質」も生まれません。

「醍醐体質」になるかどうかは、3歳までで決まる⁉

腸内フローラの構成が出来上がるのは、ほぼ離乳期までです。

それ以降は、善玉菌や悪玉菌などの割合が変動していきますが、構成する菌の種類などは変わりません。だから、ここで「醍醐体質」が出来上がらないと、ずっといくつになっても第五段階発酵物質を腸で作れなくなる危険性もあるのです。

「離乳期」が、生後どのくらいまでをいうのか、意見は分かれるところですが、私は1歳半から2歳くらいまでのあたりと考えています。医師の中には、生後半年を過ぎれば離乳期、と唱える人もいます。が、まだそのくらいでは腸内細菌は出来上がっていません。菌のことを知っていたら、到底、半年などとはいえないはずです。

離乳期になるまでの子供の食事は、細心の注意を払わなくてはいけません。ついエビやカニなどを食べさせてアレルギー症状を起こすようになったり、風邪をひいたから抗生物質を与えて腸内細菌を殺してしまったりすると、それは成人した後まで尾を引くことになりかねません。

インドでは、母乳を与える母親は子供が乳離れするまでカレーを食べないそうですし、韓国の母親はキムチを避けるそうです。なぜかといえば中に含まれるターメリックや唐辛子が母乳を通して子供に入ると、アレルギーの原因になるかもしれないからです。

離乳期が過ぎても、3歳くらいまでの間に、腸と腸内細菌の十分な成長ができない環境に置かれると、人は一生、「醍醐体質」になれない可能性があります。「三つ子の魂百まで」とはよくいわれる言葉ですが、3歳くらいまでで固まってしまった体質は、もう全面的に変えるのは不可能なのです。

「疳の虫」という言葉はご存知ですか？　東洋医学的にいうと、お腹のへその左側に動悸が強くあったり、左側の腹筋の緊張が右側より強かったりしたら「疳の虫」の診断をします。

さらに詳しくいえば、お腹の中の、十二指腸から続く小腸の一部である「空腸」の基底顆粒細胞の発育が遅れたために、心が不安定になり、イライラしたり、赤ちゃんであれば夜泣きが続いたりする状態です。

原因はいくつもあるにせよ、多くは、その幼児期の育ってきた環境によります。私が診た患者さんの中にも、生まれてすぐにお父さんが離婚して、また再婚はしたものの、その新しいお母さんに毎日のように虐待を受けていた方がいました。虐待するだけでなく、ろくに食事も作ってくれなかったそうです。

それからずっと体の調子は悪く、小学校時代は喘息に悩まされ、大人になってもちょっとでも風邪をひくと喘息に苦しむ上に、感情をコントロールするのが難しく、気分が落ち込むと無性に死にたくなってしまうのだとか。

その方を最初に腹診してすぐにわかりました。典型的な「疳の虫」症状でした。ずっと、この体質を引きずってきたんだな、と気の毒になってしまうくらいでした。

もうここまで来ると、今から「醍醐体質」を作り上げるのはまず無理だろう、と私は判断しました。

こういうタイプの方は、「内なる醍醐」の方は諦めて、「外なる醍醐」の中から、自分と合ったものを見つけるのがいいのかもしれません。サプリ、健康食品をいろいろ使ってみて、自分のお腹にフィットするものを捜しだしてもいいし、つとめて発酵食品を摂ってみるのもいい。

その患者さんも、自分に合う健康食品を見つけて、少しずつ体質改善を行っているようです。

基本は「よく噛む」「腹八分目」「冷やさない」

では、日々の生活の中で「醍醐体質」を作り出すためにはどうしたらいいのか？

とても当たり前のことなのですが、食べ物をよく噛み、腹八分目で、腸を冷やさない、この食事の三原則をまず守るところから始まりますね。

腸は「ぬか床」とずっと言い続けていますが、本当の「ぬか床」でも、そこに野菜を漬けこむなら、まずは漬ける前に野菜をしっかりと洗いもするし、適度な大きさに切ったりもします。こういう準備のところが、食事でいえば「噛む」行為にあたるのです。しっかり噛んで、食べ物を吸収しやすい状態にした上で、消化器へと送り込んであげなくては、スムーズな発酵もできません。

「腹八分目」についても、「ぬか床」でいえば、漬ける野菜の材料が多くなりすぎれば、菌がうまく活動できずに、十分に漬かったおいしい漬け物はできません。ほどよく余裕があるくらいがいいのです。

それに加えて、「腸を冷やさない」ように注意してください。

近年は、どの家に大きな冷蔵庫があって、夏場などは、盛んに冷たいものを飲んでお腹を冷やしています。こんなに冷たいものを摂取するようになったのは、実は戦後、冷蔵庫が普及して以来のことなのです。お腹の冷えは、腸内細菌の動きを弱めます。

腸を冷やす食べ物もあります。たとえば干し柿とか。干し柿でお腹を冷やした末に、腰や手足に痛みが出て苦しむ患者さんも、しばしばいます。「冷やす」のは、体の節々に影響を与えるのです。

ただ、熱が強くてほてりすぎる状態なのも決して良くありません。「冷え」に注意しつつ、「ほてり」すぎることもないよう、バランスのとれた中庸の状態にもっていくのが理想です。

私なりに分類すれば、熱を高めてお腹を温めてくれる食べ物とは、たとえばニンニク、唐辛子、ネギ、ピーマン、牛肉など。

一方で冷やすものとしてはゴボウ、スイカ、ナシ、マグロ、豚肉など。

温めるもの、冷えるものを偏らないように、うまく配合させるのが腸を整え、「醍醐体質」を作るための大事な方法なのです。

そこから見ると、「和食」はとてもよく工夫されています。お腹を冷やすマグロに体をポカポカさせるわさびを付けたり、やはり冷やすウナギに温める山椒を付けたり、絶妙な組み合わせを作っているのです。

水の大切さを知ろう

腸といえば、ついつい食べ物にばかり注意がいってしまいそうですが、水の大切さを忘れてはいけません。

水分をいつも、ある程度きちんと飲むのこそ、腸の活性化につながり、ひいては「醍醐体質」を作り上げる秘訣なのです。

腸にとっての大敵は便秘。腸の活動が鈍ると、栄養分を吸収して、不要になったものを肛門に押し出していく大腸のぜん動活動もどんどん悪くなっていきます。

さらに肝臓が弱って、血の巡りにも影響を与え、消化器官も動きが鈍くなっていくのとともに、腸で生み出されるセロトニンなどの物質の生成も鈍くなって、心にまで影響が及びます。「醍醐体質」になるのを阻止する大きな壁でもあります。

「うつ」で悩む患者さんのお腹を触ると、だいたい張っていたり、冷たくなっていたりして、多くが便秘に苦しんでいます。

便秘を改善するために、食物繊維を多く含んだ食物を摂取したり、お腹のマッサージをしたり、定期的にプチ断食をしてみたりなど、実にさまざまな方法があります。中でも、最もシンプルながら、効果が認められているのが「水分摂取」です。

朝、目を覚ましてすぐに水を飲むのが、便秘に効果的なのはよく知られています。空っぽのお腹に冷たい水が入ると、胃腸に刺激を与え、「これから動きましょう」というサインになるのです。

腸のぜん動運動も、この一杯で動き出します。

固まっている便を柔らかくするためにも、水分は不可欠です。健康な人のウンチのうち、80%は水分です。その水分の比率が低くなると、便が固くなって、出にくくなります。

ですが、仮に1リットルの水を飲んだとしても、途中で吸収されて、大腸に達するのは約10分の1。大腸でも吸収される分があるので、便に含まれる量はもっと減ります。

夏場などは汗で水分がさらに失われますし、便秘が悪化しかねません。一日に最低でも2リットルくらいは摂取したらいいでしょう。

でも、水ばかりでは飽きるし、コーヒーやお茶などを適度に飲むのもいいでしょう。両方に含まれるカフェインは、腸を刺激し、便秘解消につながる働きがあります。が、飲み過ぎると、逆に腸の動きを鈍くして便を固くする危険もあるのです。

ジュースや清涼飲料水は糖分が多すぎるので量をセーブすべきでしょうし、食事の際に、みそ汁やスープで水分摂取するのがいいでしょう。

ただ、水分の取り過ぎは「ぬか床」の腸を水浸しにして、かえって「ぬか床」をだいなしにしてしまいます。

あくまで適度な摂取を心掛けるべきでしょう。

「こうしなくてはいけない」と自分を追い込まない

ストレスをためないことも、「醍醐体質」を作る上でとても大事なことです。

ストレスは、腸の機能に深刻な影響を与えます。排便をうまくコントロールできない排便障害も、多くはストレスが原因ですし、悩みがたまるとお腹が痛くなったりします。

とはいえ、現代人がストレスなしに生活するなんてとても無理。ストレスをためるのをやめよう、と決意したからといって、簡単に解消できるものではありません。

そこで、ストレス解消のためにリクラリゼーション、つまり「癒し」の効能がいわれるようになりました。

80年代に起きた「癒しブーム」をキッカケに、森林浴から温泉、ガーデニング、アロマなど、方法もたくさん紹介されました。

もちろん一つ一つの効果を否定する気持ちはまったくありません。温泉につかれば確かに気持ちいいし、ストレス解消に役立つでしょう。

ただ、「こうしなくてはならない」と脅迫観念にかられて、一生懸命、「ストレス解消のために運動をしなくては」とか「ストレス解消のために旅行に行かなくては」と、まるで義務のようにやっていくのが、かえってストレスをためているのではないか、と最近、とても感じます。

これは健康に関しても、あてはまるかもしれません。「ウコンがいい」と聞けば、懸命になってウコンを摂取し、「ウォーキングがいい」と聞けば、無理してでも歩こうとする。

そんなにがんばらなくてもいいのにな、と私は思います。

かえって、この「こうしなくてはならない」の縛りが、ストレスを増幅させて、腸内環境を悪化させているのではないか、と。

拒食症の患者さんのお腹を触ると、そこはほぼ一様に、冷えて、固くて、果たして血が通っているのかと思うほどです。

患者さんたちのすべてが「ヤセたい願望」の結果、そうなったとは言い切れません。人間関係に悩み、仕事のストレスに悩み、など要因は多岐にわたっているでしょう。ですが、その中の多くが、「ヤセなきゃいけない」との強迫観念に縛られ、それがストレスとしてちく積した末に拒食症になってしまったのです。

この「こうしなくてはならない」意識がどれだけストレスを増やし、腸の活動を鈍らせているかの一例です。

まずは「こうしなくてはいけない」と自分を追い込まず、本当は自分はどうしたいのか、と問いかけるところから始めてみたらいいのではないでしょうか。

終わりに

私も、もう70代も半ば近くになってしまいました。

今さら金儲けがしたいとか、もっと有名になりたいとか、女性にモテたいとかの気持ちもほとんどなくなってきております。

おかげさまで、今でもたくさんの患者さんに来ていただくのですが、さすがに週4日の診察も体力的にキツくなってまいりました。平成27年の11月いっぱいでとりあえず現在おります病院をリタイアし、もう少しのんびりと、マイペースで仕事をさせていただくことになりました。

もうあとの人生、私自身が十数年来唱え続けている「東洋医学考根論」を世の中の人たちに、少しでも多く知っていただくのに最も力を注ぎたいと考えています。

人間の体の根っこは腸であり、その根っこを重視しつつ個々人が体質改善を目指そう、という「東洋医学考根論」。

今回の本のテーマである「醍醐（第五段階発酵物質）」もまた、この根っこから生まれ、根っこがイキイキした活動を続けるために不可欠なものです。

悪化した腸内環境を治す特効薬はない、しかし「醍醐（第五段階発酵物質）」と漢方薬とが手を結べば、それに近い効果を発揮できる、と私は信じております。

あとは、ずっとあなたのために働き続けてくれている、腸や腸内フローラに愛情を注ぐことですね。夜寝る前に、「きょうもありがとう」と語りかけ、つい飲み過ぎたりした日には「ごめん」とあやまってください。

案外、それが整腸効果を生んでくれるものです。

最後までお読みいただいた皆様、どうもありがとうございました。

平成27年11月

田中保郎

腸内フローラが生み出す究極の健康物質
「醍醐(第五段階発酵物質)」とは?

2015年11月30日 初版発行
2015年12月31日 第二刷発行

著　者◆田中保郎
発　行◆(株)山中企画
〒114-0024 東京都北区西ヶ原3-41-11
TEL03-6903-6381　FAX03-6903-6382
発売元◆(株)星雲社
〒112-0012 東京都文京区大塚3-21-10
TEL03-3947-1021　FAX03-3947-1617

印刷所◆モリモト印刷
※定価はカバーに表示してあります。
ISBN978-4-434-21342-7 C0095